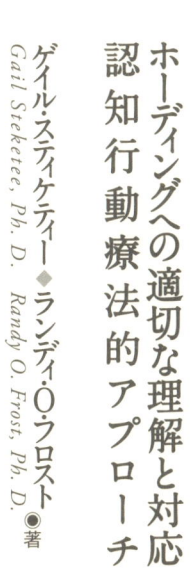

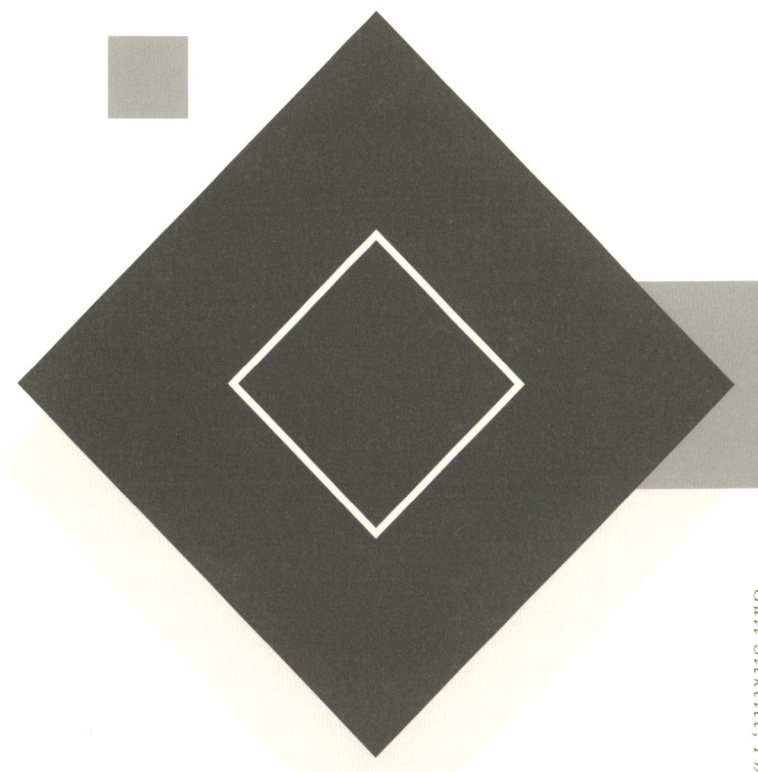

ホーディングへの適切な理解と対応
認知行動療法的アプローチ

セラピストガイド

Compulsive Hoarding and Acquiring
Therapist Guide

ゲイル・スティケティー
Gail Steketee, Ph. D.
◆ランディ・O・フロスト
Randy O. Frost, Ph. D. ●著

五十嵐透子
Igarashi Toko ●訳

金子書房

Copyright © 2007 by Oxford University Press, Inc

Compulsive Hoarding and Acquiring: Therapist Guide,
First Edition was originally published in English in 2007.
This translation is published by arrangement with Oxford University Press.

訳者まえがき

「何かが違う。しかし，どのように理解し，どのように対応していいのか」と悩んでいたときに，ホーディング（hoarding：溜め込み）状態の研究と臨床の第一人者であるSteketee博士とFrost博士による本書と出会いました。

1966年に最初のホーディングの事例報告がなされ，本格的な実証研究は1990年代初頭から本書の筆者たちのグループが中心となって行われています。アメリカ国内では，ホーディングの実話が毎週のように報道されており，ドイツでは，"メッシー・シンドローム（messie-syndrome）"として，自宅の掃除や整理ができなくなり，古いモノやゴミなども集める状態を精神疾患の１つとして位置づけられてきました。

日本国内では，"ゴミ屋敷"とも呼ばれ，一掃状態がテレビ番組でとりあげられ，いろいろな意味で社会的な問題となっていますが，精神医学および臨床心理学領域ではほとんどとりあげられてきませんでした。

2013年に改訂されるDSM-5では，強迫性障害や強迫性パーソナリティ障害とは異なる病態として，新たな精神疾患の１つとなる予定です。記憶や情報処理の困難さだけでなく，モノを自分のアイデンティティとして位置づける"自己"の発達の状態や生活体験と深い関係をもち，「手放せない」や「手放したくない」状態への適切な診断と見立ておよび対応は，近年のモノが増え続けやすい環境下で今後さらに求められていくと思われます。

ホーディングの状態は，ご本人だけでなく，同居している人たちの身体的・心理的・社会的影響，そして地域の公衆衛生や生活の安全性への影響も多大です。早期発見・早期対応は容易な状態ではありませんし，所有物が有価物であるかの判断と，私有地内の私有財産であり，ホーディングが自宅内で行われているため，その対応がより困難になる状態です。家族を含めた関係者や行政，地域社会の方々との対立関係も生じ，病因や結果以外にもさまざまな側面で怒りが噴出しやすくなります。

この状態の改善には，さまざまな専門領域の専門家がチームとなって対応することが必要不可欠ですが，そのなかでも心理臨床家の役割は大きく，サイコセラピーの基本となる，ご本人が同意すること，何をどのようにするのかの話し合いと実施，そしてその後の維持においても心理面からの対応は不可欠です。

生活の質や機能状態には幅がみられても，モノを捨てずに溜め込んでいたり，家の内外が乱雑なクラッター状態を呈する方々に対応している臨床家は決して少なくないように思います。これらの状態の適切な理解と対応への一助となることを考え，かかわる方はもとより，ご本人とご家族もこの状態の適切な理解を深め，決してご本人の背後や外的力で所有物が動かされないことを願っています。

最後に，本書との出会いのきっかけをくださったクライエントやクライエントのご家族，また，出版にあたっては，金子書房編集部の井上誠氏に深く感謝いたします。

2013年4月　　　　　　　　　　　　　　　　　　　　　　　　　　　　五十嵐 透子

Treatments *ThatWork*™シリーズについて

　ヘルスケア領域における驚くべき発展がこの数年間でみられていますが，精神保健と行動医学領域で広く用いられている介入法と方略は，効果が得られないだけでなく，有害な影響すら引き起こす可能性への疑問が研究結果から出されています。しかし，他の方略は，現段階でもっとも優れた基準を用いて効果が検証されています。一般的により幅広く利用できるように推奨され，最近のいくつかの進展は，以下の発展に基づいています。

　第一に，われわれは心理面および身体面の両面での症状へのより深い理解に達し，目標とする対象への新しく，より的確な介入法の開発に至りました。

　第二に，研究の方法論は内的および外的妥当性への脅威を軽減することで大幅に改善され，結果をより直接的に臨床面に適用可能にしました。

　第三に，世界各国の政府や医療制度と政策担当者は，ケアの質がエビデンスに基づいて向上されなければならず，さらにこれが確実に実施される保証をすることが公共の利益であることを決定しました（Barlow, 2004；Institute of Medicine, 2001）。

　言うまでもなく，臨床家にとっての大きな障害は，いたるところで新しく開発されるエビデンス・ベースの心理学的介入法へのアクセスのしやすさです。研修会や書籍は，個々の患者さんに最新の行動健康科学に基づくケアとそれらの適用に関し責任をもち良心的な臨床家だけに利用されます。Treatments *ThatWork*™ のこの新しいシリーズは，臨床での最前線でこれらの刺激的な新しい介入法を臨床家に伝えることに専念しています。

　本シリーズの治療マニュアルとワークブックは，特定の問題のアセスメントと治療，および診断のために段階的なステップごとの詳細な手続きを含んでいます。しかしそれだけでなく，本シリーズは，臨床家がこれらの手続きを臨床実践で用いるのを支援するためにスーパーバイズに近く，さらに補助的内容も加えることによって，これまでの書籍やマニュアル以上のことを提供しています。

　新しい医療システムでは，エビデンスに基づく臨床実践は精神保健の専門家に対し，もっとも確実な行動指針を提供するとの見解で一致しています。すべての行動保健学のケアの提供者である臨床家は，患者さんに最高のケアを提供することを強く望んでいます。本シリーズでのわれわれの目的は，普及と情報との間のギャップをなくすのを可能にすることです。

　この『セラピストガイド』と付随（別売）の『クライエントのためのワークブック』は強迫的ホーディング（溜め込み）の不可解で困難な問題に対応します。強迫的ホーディングは，もはや役に立たなくなったモノやアイテムを捨てることができないことで特徴づけられ，結果として対人関係での重度の障害や健康に対する脅威，および危険な"クラッター（がらくた）"の蓄積により極端な場合には死亡にさえ至ります。われわれは強迫的ホーディングに関し相対的にほとんどわかっていませんが，この時点での最良の推定として人口の1～2％がこの障害で苦しんでおり，圧倒的なクラッター（がらくた）を蓄積するのに十分な機会をもち合わせてきた成人中期になるまで滅多に治療を求めてこないことを推測しています。

　この『セラピストガイド』と付随（別売）の『クライエントのためのワークブック』に書

かれている治療プログラムは，強迫的ホーディングに対する体系的な効果のエビデンスに基づいた治療の最初の試みです。本プログラムは，この領域で世界的に著名で広く認識されている専門家によって考案されており，ほとんどのクライエントはかなりの改善を得ています。もっとも最近の研究では，治療を受けている人は未治療の人に比べホーディング症状に関し50％近い減少を示す十分な改善が示されています。われわれは，強迫的ホーディングの特性と治療に関し非常に多くのことを学ばなければなりませんが，本治療プログラムは現時点でこの対応困難な状態に対する最大の希望を示しています。

David H. Barlow 編集主幹
Treatment *ThatWork*™
マサチューセッツ州ボストン

謝　辞

　筆者二人は，絶え間ない仕事と終わりのない提出締切に追われている状態を容認し続けてくれている家族に感謝します。第一筆者のSteketee博士は，夫のBrian McCorkleの理解と有益なコメントに対し，第二筆者のFrost博士は妻のSue Frostのサポートと励ましに感謝します。

　本書は，過去10年間に渡る強迫的ホーディングの問題に対し，われわれの援助を求めてくれた多くの人たちの参加なしにはできませんでした。お一人ずつの名前を挙げるにはあまりに多くの人たちですが，われわれの研究に参加せざるをえないストーリーと研究参加への積極性は際立ったものです。われわれは，これらの人たちから多くのことを学んでおり，今後もさらに学んでいかなければなりません。その中でも，長年に渡りさまざまな手段を使ってわれわれとコンタクトをとり続けているH-Cリスト（Hoarding-Cluttering list：ホーディング－クラッター・グループは，強迫的ホーディングをもつ人たちのオンラインでのセルフ・ヘルプ・サポート・グループ）のメンバーと，その中でもホーディングの問題をもつ人たちを助け，セラピストがどのように支援できるかをわれわれが整理するのを助けてくれたPaula Korakisの献身さに特に感謝します。加えて，共同研究者であるDavid Tolin博士と，研究チームのメンバーでセラピストのChristiana Bratiotis, Ancy Cherian, Diane Cohen, Amanda Gibson, Krista Gray, Scott Hannatt, David Klemanski, Danielle Koby, Terry Lewis, Nicholas Maltby, Suzanne Meunier, Matt Monteiro, Jessica RasmussernおよびStefanie Renaud，そして研究助手のRobert BradyとStefanie Renaudに，本療法開発のために提供してくれた洞察に感謝します。

　最後に，編集者のMariclaire CloutierとCristina Wojdyloのたゆまない取り組みによって本マニュアルが出版されることに感謝します。

目　次

1 章　セラピスト（臨床家）のための入門知識 ……………………………… 1

2 章　ホーディングのアセスメント ……………………………………… 18
　　　（『クライエントのためのワークブック』の 1 & 2 章に対応）

3 章　ケース・フォーミュレーション ……………………………………… 30
　　　（『クライエントのためのワークブック』の 3 章に対応）

4 章　治療計画 ……………………………………………………………… 51
　　　（『クライエントのためのワークブック』の 4 章に対応）

5 章　動機を高める ………………………………………………………… 78

6 章　整理と問題解決に関するスキル・トレーニング ………………… 92
　　　（『クライエントのためのワークブック』の 5 章に対応）

7 章　エクスポージャー …………………………………………………… 108
　　　（『クライエントのためのワークブック』の 6 章に対応）

8 章　認知的方略 …………………………………………………………… 120
　　　（『クライエントのためのワークブック』の 7 章に対応）

9 章　モノの入手（収集）を減らす ……………………………………… 140
　　　（『クライエントのためのワークブック』の 8 章に対応）

10 章　再発防止 …………………………………………………………… 152
　　　（『クライエントのためのワークブック』の 9 章に対応）

付録A　アセスメント用紙やスケール …………………………………… 161

付録B　セラピスト用セッション用紙 …………………………………… 183

参考文献 ……………………………………………………………………… 185

推薦図書と関連資料 ………………………………………………………… 191

1章　セラピスト（臨床家）のための入門知識

本プログラムの背景と目的

　発展した世界の至る所で，一般の人たちの個人的所有物の数はこの50年間で爆発的に増大している。現代社会の文明の発展は，消費のやりとりである商業の発展に基づいており，人々が所有物を増やしていくときに繁栄する。ほとんどの人にとって，自分の所有物を管理することは難しくないだけでなく，しばしば楽しいことである。必要なモノ^{訳者注1)}，時には必要とする以上のモノを購入し，必要がなくなれば捨てたり，リサイクル（再利用）に回したり，他の人にあげたり，あるいは売却する。ただ，ほとんどの人は，必要がなくなり使用しないモノを捨てないで所持し続けるが，これらの不必要なモノが生活空間で邪魔になるともう欲しくないので，通常，それらを処分する。しかし，強迫的ホーディング^{訳者注2)}（あるいは，強迫性ホーディング症や・強迫性溜め込み症，ホーディング疾患：hoarding disorder　日本語での正式な診断名は未決定）で苦しんでいる人たちにとって，このプロセスはそう簡単ではない。所有物を不要とか無用とは決して"感じる"ことがなく，処分することは耐え難い感情的な試練となる。離婚となったり子どもとの関係を断ち切ったり，生命や手足がバラバラになるような危機的状態になりやすい人もいる。本マニュアルは，強迫的ホーディングの問題の理解と無数の要素を含んだ効果的な介入の開発における10年以上の取り組みの集大成である。介入プログラムは，アメリカ国立精神保健研究所（NIMH）の科学研究費に基づく治療開発プロジェクトの成果でもある。

　本書の介入プログラムは，クライエントのホーディングの問題に関する共通理解をするために，セラピストとクライエントの協働関係に基づいている。本マニュアルは介入方略の流れに沿って10章から構成されているが，1回ごとのセッションの進め方ではなく，クライエントのホーディング症状に関連している数多くの要素を含んだモジュール方式を採用している。そのため，筆者らは，治療を始める前にすべての章を読むことを強く推奨する。基本的なアセスメントとケース・フォーミュレーションを行ってから，最初にホーディングのどこに焦点を当て，どの方法を用いるかを決めなければならない。クライエントが非常に強い情緒的愛着と強い信念に打ち勝つことにもがき苦しんでいる状態の中で，むらのある安定しない改善が頻回にみられても，ク

訳者注1)　個人の所有物でホーディング（溜め込み）の対象には，メモ用紙や菓子類の空箱から家具や重要な書類まで多様で多彩なアイテムが含まれるため，本書では，これらを総称して"アイテム"や"モノ"とカタカナ表記とする。

訳者注2)　ホーディング（hoarding）：溜め込みや貯蔵などの状態を意味するが，診断名としての日本語訳は未定であるため，本書ではカタカナ表記とする。

ラッター^{訳者注3)}を減らして，自宅からモノを取り除く目標に向かって着実な改善を遂げるために，クライエントのホーディングの問題を的確に理解することは，セラピストが共感的理解をするのに役立つ。

　本マニュアルでは，セラピストがこれらの状態を理解し，クライエントと家族からの基本的な質問に返答できるように，まず強迫的ホーディングについて十分かつ詳細に説明する。筆者らは，これらの重要な情報が効果的な治療を試みる前にホーディング行動に関する誤解を払拭すると考えている。2章から5章は，セラピストがサイコセラピーを行う準備を整えるための内容になっている。2章は，ホーディングの問題をアセスメントするための方法をいくつかのスケールや用紙の記入完成例を使って説明している。3章では，セラピストがクライエントのホーディング症状がリアルタイムでどのように現れ，生じているのかを理解するためのモデルの定式化（フォーミュレーション）をクライエントと協力して行うことを概説している。4章では，ケース・フォーミュレーションに基づいた治療法を選択し，治療の準備と計画に焦点を当てている。5章は，ホーディングの重大な問題である変化に対するアンビバレンス（両価的な状態）に取り組む。また，当初は薬物乱用の問題のために開発された動機づけインタビュー法から，動機を高めるための方法も含んでいる。

　その後の4つの章は，整理や保存，およびモノの入手（収集）に関連する中核となる認知行動療法に関するものである。6章では，意思決定と所有物の整理に関するスキルと，このプロセスの中で必然的に生じる問題を解決するためのスキル・トレーニングをセラピストが行うことについて概説している。7章と8章は，モノの仕分けや整理中の不快感や苦痛に対する習慣化のためのエクスポージャーと，問題となる信念と自動思考に対する認知的再構成化への認知的方略を含んでいる。9章ではモノの入手を減らすための認知行動面での方法に焦点を当てている。最終章では，再発防止へのヒントを提示している。全体を通して，アセスメントと介入中にクライエントの症状と改善を評価するために用いるさまざまな書式のスケールや用紙の使い方を例示した。未記入の用紙は，付随（別売）している『クライエントのためのワークブック』だけでなく，Treatment *ThatWork*^{TM}のホームページ上からも入手可能である：www.oup.com/us/ttw。

強迫的ホーディングの問題

　強迫的ホーディングの主要な3つの特徴には，(1)ほとんどの人にとっては利用価値がなかったり，たいした価値がないように思われる大量のモノを溜めて，捨てない，(2)設計されたような部屋の使用を不可能にする生活空間の大量のクラッター状態，そ

訳者注3）　クラッター（clutter）：部屋などが散らかった状態で，ごった返しや乱雑の意味をもち，強迫的ホーディングの特徴の1つである。これらの表現では実情を的確に表しにくいため，本書では，カタカナか"乱雑さ"で表記している。

して(3)ホーディングによる著しい苦痛や機能の障害が含まれる（Frost & Hartl, 1996）。これらの特徴は，ホーディング状態の人と多くの人たちにとって興味深く貴重なアイテムを収集しているコレクターとの違いを明らかにする。ニューヨーク市のコリヤー兄弟（Collyer brothers）を含めめったにいない重症の強迫的ホーディングの人たちの記述は，いくつかのインターネット・サイトで見つけることができる。行動は，深刻で生命を脅かす病理性によるものかもしれないし（Frost, Steketee, & Williams, 2000），加齢により重症度の増悪化もみられる（e.g., Grisham, Frost, Kim, Steketee, & Hood, 2006）。ホーディングに対する支援を求める平均年齢は50歳前後である。

モノを入手（収集）すること

ホーディングをしている人たちは，しばしば強迫的買い物（通常，DSM-IV-TRでは衝動コントロール障害と考えられる）と，号外の新聞や広告，販売促進用の商品などの無料配布のモノ，あるいは道路に置かれた廃棄物や大型のごみ箱に捨てられたモノなどを持ち帰る形態をとって，過度にモノを入手している（Frost & Gross, 1993; Frost, Kim, Morris, Bloss, Murray-Close, & Steketee, 1998）。場合によっては，手に入れるために盗んだり，病的盗癖もみられる。モノを入手することには，高揚感さえ含んだポジティブな感情を伴うため，入手行動は強化され，コントロールすることが難しくなる。強迫的なモノの入手は，時々解離状態とも関連しており，ネガティブな気分を緩和するために用いられることもあり（Kyrious, Frost, & Steketee, 2004），俗に"買い物セラピー"とも表現される。

処分することの難しさ

ホーディングの主要な特徴は，それを収集した人ではない観察者が価値がないあるいは使い切っていると判断するモノを処分できないことである。ホーディングの多くの人たちは，自らの所有物に対し，他の多くの人たちがおいている価値を大幅に上回る感傷的（感情面），手段的（利用可能性），本質的（審美性）な価値をもつと考えている。ホーディングをしている人がモノを保存する理由は他の多くの人たちと差異はないが，その対象となる所有物の量と種類ははるかに多い。ホーディングをする人たちは，一部のモノを処分することはよくできるが，処分するまでに念入りに吟味するために長時間を要し，新たに入手したモノが取り除いたモノを容易に上回る状態になるため，自宅は徐々にモノでいっぱいになる。

クラッター（乱雑さ）

過度のモノの入手と所有物を処分する困難さは，重度のクラッターを伴わなければ，強迫的ホーディングとしては考えにくい。クラッターの存在は，おそらく所有物を整理する能力不足によるものであろうと考えられている（Wincze, Steketee, & Frost, 2005）。重症の場合には，クラッターは，料理をする，掃除をする，自宅内を歩く，そして眠るなどの日常生活の非常に基本的な活動すら妨げる。これらの基本的生活機

能の支障は，ホーディングの問題を火災，転倒，不衛生，健康上の問題などの危険な状態に人々をさらす問題になりえる。高齢のクライエントは，自宅のクラッターのために特有の難局に直面するかもしれない（Damecour & Charron, 1998; Steketee, Frost, & Kim, 2001; Thomas, 1997）。

特殊な特徴

　　ホーディングによる汚染状態は，自宅内に住む人たちの健康を脅かす公衆衛生上の問題をもたらすことが時折みられる。このような場合は，公衆衛生関係者や他の公的機関がかかわることになるかもしれない。別のホーディングに関連した異なる重大な問題に，繁殖や売買を目的としていないにもかかわらず，20頭以上の動物を溜め込む"動物ホーディング（多頭飼育：animal hoarding）"がある。飼い主は敷地内に過剰な数の動物を飼っていたり，不衛生な状態や不十分な獣医学的ケア，不十分な栄養状態，あるいは不健康な状態など，動物にとって適切な飼育環境を提供しない。適切に飼育できないことが明らかなときでさえ，動物をホーディングしている多くの人々は，他の人に動物を任せることに抵抗する。動物ホーディングは，隣近所から動物管理機関（注：保健所）などの公的機関への苦情を通してしばしば明らかになる。動物ホーディングに関する原因や治療に関し十分に研究がなされていないため，本マニュアルは動物ホーディングに対応するようには計画されていない。動物ホーディングに関する詳細については，動物ホーディング連盟（the Hoarding of Animal Research Consortium）のインターネット・サイト（www.tufts.edu/vet/cfa/hoarding）にアクセスしたり，この連盟が出版しているエンジェル・レポートを参照して欲しい。

他の精神疾患との関連

　　ホーディング行動は，アメリカ精神医学会のDSM-IVのさまざまな1軸診断の症状として報告されている：

・統合失調症（Luchins, Goldman, Lieb, & Hanrahan, 1992）
・器質的精神疾患（Greenberg, Witzum, & Levy, 1990）
・摂食障害（Frankenberg, 1984）
・脳損傷（Eslinger & Damasio, 1985）
・認知症のさまざまな形態（Finkel, Costa, Silva, Cohen, Miller, & Sartorius, 1997; Hwang, Tsai, Yang, Liu, & Lirng, 1998）

　　さらに，強迫性パーソナリティ障害（Obsessive Compulsive Personality Disorder：OCPD）の8つの症状の1つとしても考えられているが（アメリカ精神医学会，1994），OCPDにおけるその役割は十分に研究されていない。

　　また，ホーディングを強迫性障害（Obsessive Compulsive Disorder：OCD）の症状の1つに含めることには，議論の余地が残されている。成人の強迫性障害を発症した人たちを対象とした研究では，ホーディング行動は18～33％でみられている（Frost, Krause, & Steketee, 1996; Rasmussen & Eisen, 1989; Samuels, Bienvenu, Riddle,

Cullen, Grados, Liang, Hoehn-Saric, & Nestadt, 2002; Sobin, Blundell, Weiller, Gavigan, Haiman, & Karayiorgou, 2000)。Saxenaと共同研究者（2002）が実施した強迫性障害に関する大規模調査[注1]においては，ホーディングが一次症状の割合は11％であった。ホーディングを強迫性障害の症状に関連づけることを支持するものに，強迫的儀式行為とみられるモノを捨てる前の過剰な疑惑，確認行為，そして保証を求める行為があり（Rasmussen & Eisen, 1989, 1992），精神疾患をもつ人々と一般の人々を対象とした研究では（Frost & Gross, 1993; Frost et al., 1996; Frost, Steketee, Williams, & Warren, 2000; Samuels et al., 2002），ホーディング症状と強迫性障害の他の症状との間に中等度の併存が報告されている。一方，ホーディングをする人たちは，症状であるホーディングを道理に合った妥当なものととらえているが，強迫性障害の症状をもつほとんどの人は，症状を無意味であると考えており，症状によって非常にこころがかき乱される。強迫性障害のサブタイプに関する最近発表された6研究のうち5つで，ホーディングは別の症状カテゴリーに分類されることが示されている（Abramowitz, Franklin, Schwartz, & Furr, 2003; Calamari, Wiegartz, & Janeck, 1999; Leckman et al., 1997; Mataix-Cols, Rauch, Manzo, Jenike, & Baer, 1999; Summerfeldt, Richter, Antony, & Swinson, 1999；特にBaer（1994）を参照のこと）。2004年のSaxenaと共同研究者による研究では，ホーディングの人たちの脳内代謝パターンが強迫性障害の人たちのものとは異なることが示唆されている。しかし，強迫性障害とホーディングの関係がどうであろうと，筆者らは強迫性障害の他の症状をアセスメントして，もし他の症状があれば，強迫的ホーディングにおけるそれらの役割を判断することを薦める。たとえば，汚染恐怖と確認行為は，クラッターの問題を増悪したり，クラッターを生じさせ，治療を複雑化するかもしれない。

有病率，経過，家族の類型

　　強迫的ホーディングの公式な有病率は，まだ明らかにされていない。しかしFrostと共同研究者（2000）は，アメリカの公衆衛生局（保健所）への5年間のホーディング関連の苦情の報告数から26人/10万人の有病率を推定している。しかし，同様の状態でも苦情としての訴えが出されていないことが数多くみられるため，この数字は著しく過小評価された数字である可能性が非常に高い。

　　筆者らの最近のデータでは，強迫的ホーディングへの治療を求めてきた人の52％は，強迫性障害の他の症状をもっておらず（Steketee, Frost, Tolin, & Brown, 2005），強迫性障害の約25％（全人口の1～2％）はホーディングに関する問題を抱えており（Steketee & Frost, 2003），筆者らの独自の推定では，人口の約1～2％がホーディングの問題をもつと考えている。もちろん，これには今後疫学的調査からの検討が不可

注1）ホーディングに関する研究のほとんどは，一般の人たちや独自に選定した対象よりも，強迫性障害をもつ人たちを対象に行われている。これは，ホーディング症状をもつ人に強迫性障害を併存しやすいというバイアスをもたらす。ホーディング症状を的確に理解するためには，一般の人たちでホーディングの問題をもつ人を募って，他の精神疾患とどのように関連しているのかを理解することが必要である。

欠である。

　既存の事例報告から，強迫的ホーディングは小児期からはじまり，慢性的で症状が変動しない経過をたどることが示唆されている。確実な記憶の想起を促すための後ろ向き年表を使用したホーディング症状（モノの入手，処分することの困難さ，クラッター）の発症時期と経過を調べると，発症の平均年齢は13歳頃であった（Grisham et al., 2006）。いくつかの事例では，トラウマティックな体験がホーディングに関与しており，この場合は通常遅い発症年齢で，発症後の改善は非常に少数の報告だけで，ホーディングの経過は慢性化する傾向にあった。しかし，現時点では，いくつかの固定化した行動パターンを変化するためにはかなりの努力が必要かもしれないが，慢性の場合への介入が効果的でないというエビデンスは1つも報告されていない。

　複数の研究によると，ホーディングは家族歴をもつことも示されており（Samuels et al., 2002; Winsberg, Cassic, & Korran, 1999），遺伝的要因も考えられている（Zhang, Leckman, Pauls, Tsai, Kidd, Rosario-Campos, & Tourette Syndrome Association International Consortium for Genetics, 2002）。

　これは，治療を求める多くの人たちの家族が，ホーディング行動を容認し関与していることも示唆している。家族の1人だけがホーディング行動を減らすことに関心を向けても，他の家族には変化する理由がないため，セラピストの侵入に憤慨し，クライエントにとって問題となることを示している。ホーディングをもつ人の婚姻率の低さはもう1つの印象的な所見で（Samuels et al., 2002; Steketee et al., 2001），社交不安障害や分裂病型パーソナリティ傾向と関連している可能性も考えられる（Frost et al., 2000; Samuels et al., 2002; Steketee, Frost, Wincze, Greene, & Douglass, 2000）。独り暮らしの場合は，自宅で変化を促す人が誰もいないため，ホーディングを変えようとする動機づけは難しいかもしれない。

洞察と動機づけ

　ホーディングの多くの人たちは，自らの行動を不合理とは思わず（e.g., Frost & Gross, 1993; Frost et al., 1996），これは特に高齢者でより顕著にみられやすい（Hogstel, 1995; Steketee, et al., 2001; Thomas, 1997）。ホーディングに関する保健福祉省（厚生労働省）への苦情に関する調査では，約30％以下の人しか苦情に対する保健行政機関の職員の対応に協力的でなく，約50％の人しか自宅の衛生状態が不良であることを認めていなかった（Frost et al., 2000）。この洞察の欠如は，強迫的ホーディングに対する治療の高い中断率と不十分な治療結果にも関与するだろう（e.g., Black, Monahan, Gable, Blum, Clancy, & Baker, 1998; Mataix-Cole et al., 1999）。この点は，援助を求める家族と保健行政職員にとって特に厄介な問題になることがある。また，自らのホーディング行動に対し援助を求める人であっても，クラッターを取り除く決断に直面したときには，アンビバレントな感情を抱く。そのため，5章では，特に動機づけの問題に特化したインタビュー方法について論じている。

併存疾患

社交不安障害が強迫的ホーディングに関連していることが示されており（Samuels, et al., 2002; Steketee et al., 2000）, 特に高齢の場合には社会的孤立状態が報告されている（Steketee et al., 2001）。これらのクライエントは, 社会的な相互関係から自らを保護するためにホーディングに依存しているかもしれない。ホーディングで苦しんでいる人には, 高い頻度で抑うつ気分がみられることが複数の研究で報告されている（Frost et al., 2000; Samuels et al., 2002）。これは圧倒されるような重度のクラッターの副次的影響だけにすぎないかもしれないが, 治療中のクラッターへの取り組みに必要となるエネルギーを消耗しているためかもしれない。注意欠如・多動性障害でホーディングを伴うことは比較的一般的にみられるが（e.g., Hartl, Duffany, Allen, Steketee, & Frost, 2005）, これは所有物の仕分けに集中することの難しさと全般的な無秩序と混乱状態に関連していることが考えられる。これらの複雑に併存する状態のアセスメントは, 介入と再発防止の計画立案において重要である。

モノの入手問題は, 衝動性コントロール障害（impulsive control disorder：ICD）と考えられる強迫的買い物に現れることもある（McElroy, Keck, & Phillips, 1995）。さらに, 研究者は強迫的衝動スペクトラム障害が, 強迫性障害や他の不安障害と関連している可能性を疑っている（e.g., Black & Moyer, 1998; McElroy et al., 1995; McElroy, Keck, Pope, Smith, & Strakowski, 1994; Schlosser, Black, Repertinger, & Freet, 1994）。ホーディングは, 抜毛症, スキン・ピッキング（皮膚のひっかき）, ギャンブルなどの衝動性コントロール障害との高い併存もみられる（Frost, Meagher, & Riskind, 2001; Samuels et al., 2002）。ここでの課題は, ホーディングに関連したモノを入手する行動が, 広範囲にわたる衝動性の問題の影響を受けているかどうかをアセスメントして, 衝動的に強く駆り立てるものにクライエントが対応できるために特化した介入が必要となる点である。ホーディングはパーソナリティの問題ともよく関連しており（e.g., Frost et al., Mataix-Cols, Baer, Rauch, & Jenike, 2000; Samuels et al., 2002）, 完璧主義や決断困難, 依存性, 強迫的パーソナリティ傾向がもっともよくみられる。回避性, 分裂病型, 妄想性のパーソナリティ傾向もみられる。本書で概説している治療プログラムは, 保存と処分に関する完璧主義的な基準と固執したルールを減らし, 意思決定に関する他者への依存を減らすために認知面と行動面の方略を含んでいる。クライエントが妄想性パーソナリティ傾向を示している場合には, セラピストはクライエントの信頼を得るためにより懸命に取り組まなければならず, クライエントの気がかりなことに対する働きかけには, より時間をかけてゆっくりと行わなければならない。

ホーディングに関する診断基準

DSM-IV-TR 精神疾患の診断・統計マニュアル（アメリカ精神医学会, 2000/2003）には, 強迫的ホーディングに関する診断基準はない。そのため, 筆者ら

は独自の研究チームによって現在調べられている以下の診断基準を提案する[訳者注4]：

1. 大量の所有物を蓄積し，自宅で活動する生活スペース（例：居間，台所，寝室），仕事場や他の私的な環境（例：車や庭）などが乱雑な状態で，無秩序なままに保存されている。無秩序なクラッターがこれらの空間になくても，それは他の人（例：家族，行政機関の職員）の努力によって乱雑でない状態が維持されているためである。
2. 現在あるいは過去にクラッターにつながっているアイテムを収集したり，購入したり，無料のアイテムを入手する衝動に抵抗する困難さを体験している。
3. 非常に限られた金銭的価値や有用性しかないアイテムでも，手放すことに極度の抵抗を示す。
4. クラッターの蓄積やモノを手放すことの困難さが，顕著な苦悩を引き起こすか，自宅や仕事場，あるいは他の私的な空間，職業や学校での生活を妨げ，家族や社会的活動などでの通常の使用を著しく困難にする：健康や安全面での深刻なリスクになっている（例：ふさがれた出口，モノが積み重ねられた階段，火災の危険），あるいは家族，隣近所，あるいは行政機関（例：職場の監督者，家主）と，ひどい衝突を生む。
5. この状態が少なくとも6か月以上継続しており，最近の引っ越しや改築，家族の死亡に伴う多くのモノの蓄積，あるいは他の一時的な事情によるものではない。
6. クラッターとモノと離れることの難しさは，以下の精神疾患で説明されない：強迫性障害（例：汚染恐怖，確認儀式），認知症（例：意思決定と整理することを妨げる認知的障害），大うつ病性障害（例：通常の活動に対する関心の減退，疲労感，集中困難による決断困難），統合失調症（例：モノに対する幻覚妄想による保持，個人情報に関する被害妄想），あるいは双極性障害（例：衝動的買い物に夢中になる，整理に支障をきたす注意の逸れやすさ）。これらの障害は，薬物による身体的変化により生じたものでなく（例：薬物乱用，内服薬），一般的身体疾患（例：脳梗塞，脳損傷）によるものでもない。

訳者注4） 2013年5月に出版されたDSM-5での診断基準では，不安障害と別の診断カテゴリーとして"強迫性と関連群（Obsessive-Compulsive and Related Disorders）"の9つの精神疾患の1つに位置づけられ，鑑別診断を含む6つの診断基準と，過剰なモノの取得と洞察に関する特定事項が含まれている。上記5．の持続期間は含まれていない。80～90％に過剰なモノの入手が併存し，欧米では人口の2～6％にみられるが，欧米以外の国々でもみられること，発症は男性よりも女性が多いが精神医学的治療を求めるのは女性が多いこと，11～15歳で発症し年齢とともに症状の悪化がみられ，34～44歳よりも，55～94歳の年齢の高いグループの方が3倍程度多くみられること，うつ病や不安障害との併存もみられ，20％には強迫性疾患も併存しており，"洞察"の状態は認知的症状として特記事項に含まれている。

特記事項
- 洞察が乏しい場合：エピソード中のほとんどの時間，クラッター，モノを入手すること，あるいはモノを手放すことの難しさが過剰あるいは不合理であると認識していない。
- 不衛生な状態を伴う場合：自宅の状態が，人や動物の排泄物，腐った食品，害虫の群がりなどの不潔さや，深刻な身体的悪臭，だらしない外見，汚れた衣類などの個人的衛生状態の悪さがみられる。

ホーディングへの介入プログラムの開発

　本書の介入プログラムは，筆者らが行った単一事例デザイン法で集中的に治療した2事例と，毎週10回のグループ・セッションとその後の隔週5回のグループ・セッションの計20週間の治療を受けた6名の事例に基づいたものである。自宅訪問は隔週で行われた。臨床心理学で十分に研修を積んだ博士後期課程の学生1名と研修歴の短い修士課程の学生2名が，筆者らのワンウェイ・ミラーによる観察を受けながらグループを担当した。過去数年の間に，このサイコセラピーはほぼ50名で効果の検討が行われている。うち数名は筆者らの直接のケアを受けているが，ほとんどは担当大学院生のセッションを録音したものに対するスーパーバイズのもと行われており，筆者らはセラピー・プロセスと結果に関する直接の情報を得ている。

　サイコセラピーを受けた人たちは，中等度から重度のホーディング行動と注意欠如障害（Attention Deficit Disorder：ADD），大うつ病性障害，深刻な婚姻関係の問題，および問題となるパーソナリティ傾向などの深刻な併存状態にあった。何人かは，仕事や社会生活で非常に機能的であったが，すべての生活空間は重度のクラッターで覆われており，入浴と睡眠以外のすべての行動には使えず，歩いて先に進めない状態であった。十分な研究は行われていないが，仕事や社会的および家庭生活での機能レベルの低い他の人たちは，介入には効果を示したが，それほど全体的な改善はみられていない。筆者らの経験では，比較的経験の浅いセラピストでも本治療法は比較的容易に行いやすく，おそらくより経験のあるセラピストは，対象となる人たちにみられやすいパーソナリティ傾向から動機に関する問題に対しより効果的に対応しやすいと考えている。

　筆者らは，ホーディングのクライエントが自らの努力を強く強化して改善していけるように，何回かの自宅でのセッションを含めたマニュアルに修正している。治療内容は，他の状態への認知行動療法（Cognitive Behavior Therapy：CBT）の方法に似ているが，すべてのセッションの4回目は，クライエントの自宅で90分から120分に時間を延長したセッションをもつ非典型的な治療構造となっている。このような方法は，強迫的ホーディングの対応しにくさと関連する動機づけの困難さのために，確かにすべての事例にうまくいくわけではないが，多くの人にとって治療が成功するため

には必要であると筆者らは結論づけている。強迫的ホーディングに対する効果的な介入に関する研究は，間違いなく，今後も継続する必要があるが，本マニュアルで説明している手順を踏むことで，望ましいスタートができると筆者らは信じている。

ホーディングに対する認知行動療法のためのエビデンス情報

　1996年にBallと同僚たちは，強迫性障害でホーディングの問題をもつクライエントがホーディング症状をもたない強迫性障害の人たちに比べ，治療を拒否したり中断しやすく，CBTを用いた介入を計画することがより難しいことを報告し，他のいくつかの研究もBallらの指摘を支持している。強迫性障害への治療成績に関する大規模調査において，Blackと同僚たち（1998）は，ホーディング症状がCBTでは効果を示さないことを強く示唆する要因であることを明らかにした。Mataix-Colsと共同研究者（2002）は，ホーディング症状をもつ多くの人が，エクスポージャーと反応妨害法（Exposure & Response Prevention：ERP）による治療の中断が多く，中断せずに続けていても，ホーディング症状のない強迫性障害の人の48％の改善に対し，25％しか改善しない結果を得ている。初期の事例研究の結果もこれらの知見と一致している（Chong, Tan, & Lee, 1996; Cole, 1990; Damecour & Charron, 1998; Frankenberg, 1984; Greenberg, 1987; Herran & Vazquez-Barquero, 1999; Shafran & Tallis, 1996）。Christensen & Greist（2001）も，3名のホーディングのクライエントに対する短期のコンピュータを用いた行動療法プログラム（BT STEPS）を適用し，治療に対する抵抗，自我親和性の症状であること，複雑化している状態に助けを求めることへの他者からの強いプレッシャーが，不良な治療結果に影響していることを報告している。加えて，治療に対する消極的な抵抗パターンが，ホーディングの予後の悪さに関連すると結論づけている。

　これらの研究の不本意な結果とは対照的に，ホーディングの治療に特化して計画されたCBTと，筆者らの強迫的ホーディングの認知行動モデルに基づく治療プログラムの有効性に関し，より多くの励まされるエビデンスが蓄積されている（Frost & Hartl, 1996; Frost & Steketee, 1998）。Hartl & Frost（1999）は，長年のホーディングの問題をもつ53歳の女性に対し修正版CBTプログラムを使用した単一事例研究を行い，成功した結果を報告した。同様の方法を用いて，Cermeleと共同研究者（2001）は，慢性のホーディングの72歳の女性への成功した治療結果を報告している。筆者らも，Hartl & Frostが開発したアプローチの最新の修正プログラムを用いて，7名のクライエントへの個別およびグループ・セッションで，中程度の効果がみられたことを報告した（Steketee et al., 2000）。7名のクライエント全員が，大うつ病性障害や社交不安障害の1つ以上を併存していたが，4名は20週（15セッション）で中等度の改善がみられた。4名は個別のサイコセラピーを継続し，3名は1年後のフォローアップでも改善が続いていた。改善に対するクライエントの自己評価は，モノの入手，

改善に対する自らの能力に対する自信の高まり，そして認知的歪みに関する認識でもっとも改善していた。

　最近では，Saxenaと共同研究者（2002）が，Hartl & Frost（1999）のホーディングに特化したCBTモデルと選択的セロトニン再取り込み阻害薬（selective serotonin reuptake inhibitors：SSRI）の組み合わせによる6週間集中治療プログラムの望ましい結果を報告している。他の治験トライアルのように，ホーディング症状のない強迫性障害の人は，ホーディング症状をもつ強迫性障害の人よりもより改善するが，ホーディング症状のある人でもYale-Brown強迫観念・強迫行為スケール（Yale-Brown Obsessive Compulsive Scale：Y-BOCS）で，治療後に有意な症状の減少を示している（平均10ポイント）。Saxenaらは，ホーディングの明確な特徴に対応したマルチモダール介入が明らかな改善につながり，SSRIsはクライエントがCBTをより容易に実施しやすくするのを助けると結論づけている。

　Frostと同僚（2005）は，ホーディングを主症状とする9名のクライエント（すべて女性；平均年齢47.8歳，年齢幅25～70歳）に，オープン・トライアルで本治療マニュアルの初期のプログラムを6～9か月間に，4回ごとのセッションを自宅訪問（あるいは，モノの入手場面）を含んだ26回のセッションを導入し，プログラムの効果を検討した。セラピストは，筆者らからトレーニングを受けCBTに関し経験の少ない大学院生であった。クライエントは，ホーディングの重症度に関する全体的評価においては有意な減少（25～34％）を示し，クラッターでは20％の改善，モノの入手においては33％の改善がみられ，クラッターの観察者評定との比較では，セラピストの23％の改善に対しクライエントの自己評価では33％の減少を示した。治療プログラムすべてを最後まで行った"修了者（completers）"の57％は，セラピストとクライエントの両者ともに，「かなり改善した」あるいは「非常に改善した」と評価していた。しかし，ホーディング行動とクラッターの完全寛解は稀で，CBTを用いた予備研究においては，かなり残存する症状がみられていた。

　本治療マニュアルは，少なくても中等度以上のホーディングを主症状とするクライエントを無作為に治療群と12週間の治療開始を待つ人たちをコントロール群に分ける第2待機リスト対照研究の前に修正され，ホーディングに対する多面的認知行動治療（a multicomponent cognitive behavioral treatment）の効果が検証されている（Steketee, Frost, Tolin, Rasmussen, & Brown, 2010）。対象は18歳以上で，主要な問題が溜め込み，クラッターおよびモノの処分の困難さがホーディング評価スケールで4ポイント（0～8ポイント）以上の少なくとも中等度以上の重症度の人たちであった。何らかの精神症状を現在もっていたり，双極性障害や，適切な状態報告が困難な過去6か月に重度の認知障害をもつ場合や，過去1か月間にサイコセラピーや精神科の薬物療法を受けている人，多頭飼育の場合，そして自宅訪問のために，クリニックから車で45分以上の遠方に住んでいた人たちは本研究対象から除外され，73名が研究対象となった。しかし，27名からは研究参加への同意が得られず，治療開始前に5名（計44％）が参加を拒否し，最終的に46名が23名ずつ無作為に治療群と待機群に割り当

られた。治療群はすぐに開始し，待機群は12週の待機期間後，26回の多面的認知行動治療を開始した。実施は筆者らからのトレーニングと十分なスーパーバイズを受けている心理学や社会福祉学の博士後期課程の学生が，本マニュアルに従い26回の毎週のセッションを平均49週（7か月（28週）から1年6か月（77週））実施した。

23名ずつ計46名のうち26回セッションを修了したのは37名（治療群19名，待機群18名）であった。遠方であること，自分の状態に対するアンビバレントな状態であること，洞察の欠如や動機の低さなどが，たとえ治療を求めても，拒否したりドロップ・アウトにつながっているようであったが，明確にはなっていない。

平均年齢は54歳（年齢幅：42～66歳）で，女性が75％，未婚が36％，40％は既婚あるいは両親との同居中で，24％は離婚か別居中，あるいは未亡人であった。66％はフルタイムあるいはパートタイムの仕事をもっているか学生で，32％は失業中であった。大学院教育経験者が40％，大学卒業者は19％，大学教育経験者は26％，そして高校卒業者は11％と，本研究対象は全般的に教育歴が高かった。

治療開始前の状態は，年齢や性別，婚姻状態や雇用状態などのデモグラフィック要因でも，6スケールでも2群間で有意な差異はみられなかったが，12セッション後には治療群で有意な改善がみられ，ホーディング症状で有意な効果量が示され（Cohen's $d=0.896$），26セッション終了時にはさらに高い効果量（Cohen's $d=2.295$）が得られた。加えて，セラピストとクライエンそれぞれの評定比較では，12セッション終了時点で，セラピストの改善評価が43.9％（18名）に対し，クライエントの61.0％（25名）が改善していると評価しており，26セッション終了時点ではセラピストの70.7％（29名）に対し，クライエントの80.5％（33名）が改善したと評価していた。保存インベントリーと溜め込み評価インベントリーの2つのスケールでも臨床的に有意な改善が示され，本治療プログラムの有効性が検証されている。

ただ，現段階では，われわれには本治療効果を予測する要因や，ホーディングの問題をもつさまざまな人たちの一般化に関する十分な情報は不足している。Iervolinoら（2010）とSamuelsら（2008）の2つの疫学的研究では，ホーディングは男性にみられやすいことが示されているが，本研究対象の大多数が女性であったこと，民族的には87％（40名）が白人で，ヒスパニック系1名，黒人5名，アジア系1名と，性別と民族背景との関係を検討するには，対象数が非常に少なすぎる。性別による治療効果の違いはみられなかったが，トラウマティックな経験をもち，併存する問題をもっていても，黒人のクライエントは治療効果がより得られやすい印象を筆者らはもっている。

強迫的ホーディングの認知行動モデル

　強迫的ホーディングに対する認知行動モデルは，数少ない限られた研究と臨床事例数に基づくため，進行中の作業であることを考慮する必要がある。モデルは，モノの入手，保存，およびクラッターに関する問題は，(1)過去の体験やトレーニング，全般的なネガティブ気分，中核信念，情報処理能力などの個別的脆弱性が，(2)所有物に関する認知的評価に影響し，(3)ポジティブおよびネガティブな感情反応につながり，(4)クラッター，モノの入手，処分する困難さ／保存などのホーディング行動を引き起こすと仮定している。これらの行動は，保存とモノを入手することで得られる喜びを通してポジティブに，あるいは悲しみ，怖れあるいは罪悪感といったネガティブな感情を回避することを介してネガティブに強化される。図1-1に全般的なモデルを示した。クライエントごとにみられるさまざまなホーディングに関連する要因を網羅することを意図しているが，3章では，よりクライエント一人ひとりに合うような簡易化したモデルを示す。

　本モデルの構成要因であるホーディングに関する脆弱性，所有物に関する信念，感情，行動をどのようにアセスメントするかについては2章で詳細に説明している。3章では，ホーディングのクライエント独自のモデル作成の方法を述べている。

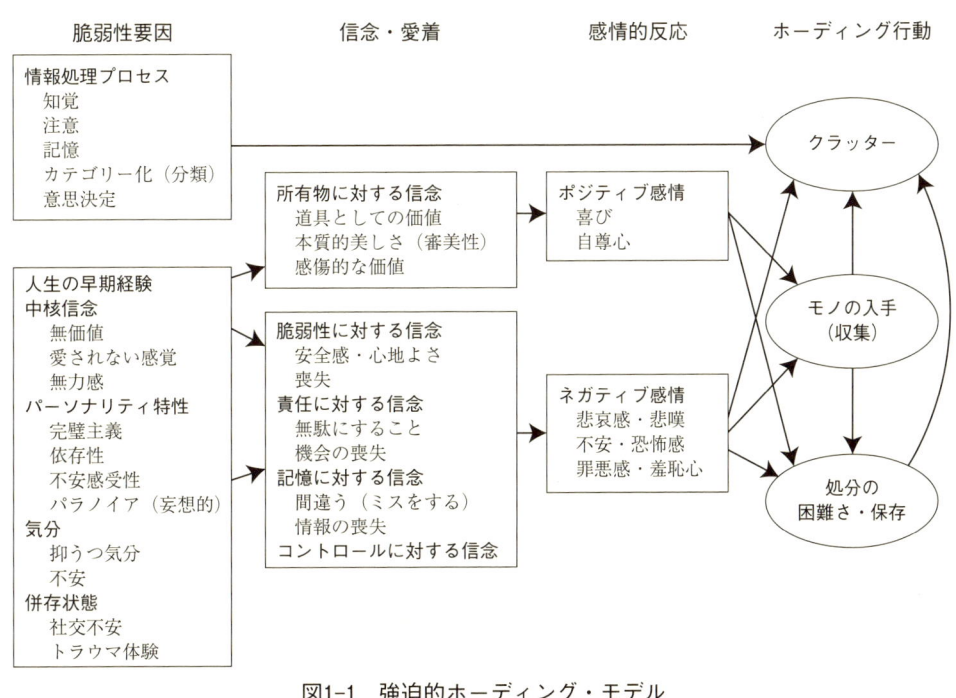

図1-1　強迫的ホーディング・モデル

ホーディングへの認知行動療法のリスクとメリット

　本書に書かれているホーディングに対する治療プログラムにはいくつかのリスクが伴うが，筆者らは潜在的メリットがそれらを大きく上回ると信じている。リスクには，強い感情を引き起こすトラウマティクな記憶と未解決な悲哀反応（例：レイプ，小児期の喪失体験）を想起し直面することがあり，そのような場合には追加の臨床的対応の時間を要する。もう1つのリスクは，自宅内の状態が子どもや高齢者の虐待や無視（高齢のクライエントのセルフケアの無視も含む）という，セラピストの報告義務に遭遇することである。もしアセスメント段階で，同居している子どもたちや高齢者の健康と安全を損なう可能性がみられた場合には，セラピストは関係当局に報告しなければならないことをクライエントに伝える必要がある。筆者らの経験では，関係当局の調査員からホーディングに関する治療的対応への協力を得ることは可能で，動機づけを高めるアメとムチに活用できることがある。3つ目のみられやすいリスクは，自宅内の汚染状態のためにセラピストがマスクや保護服の着用を必要としたり，健康面での問題発生につながるような廃棄物の処分のために清掃専門者の助けが必要となる状態である。

　治療のメリットは，上述した結果と，それらに続く筆者らの最新の研究の治療結果で明らかである。治療には時間を要し，治療終結時にエピソードから回復していないこともあるが，ほとんどのクライエントは，クラッター，処分することの困難さ，過剰なモノの入手に関しかなりの改善がみられ，これらの結果を維持するための多くのスキルを習得している。包括的介入方法は，通常クラッター状態の改善とともに，自尊感情や気分，機能レベルの改善といったポジティブな副次的効果ももたらす。

代替介入法

　現段階では，エビデンスに基づく代替介入法はない。強迫性障害の症状に対する標準的なエクスポージャーと強迫性障害の症状である儀式行為を行わない方法（反応妨害法）は，一部の人たちには効果的だが，強迫性障害の症状に比べ一般的にホーディングには効果的ではない。筆者らのクライエントの多くが，行政当局や親近者から自宅を強制的に"一掃"されることを経験している。強い怒りや傷つき，そしてホーディングに関し持続する葛藤は，これらの方法が効果的な代替法ではないことを示している。

薬物療法の役割

　複数の研究者による後ろ向き研究ではSSRIsの不良転帰が報告されている。Blackと同僚（1998）は，ホーディング症状は薬物療法には反応しない大きな予測要因であることを見出しており，Mataix-Colsと共同研究者（1999）は，症状チェック・リストでのホーディング得点が高い場合は，望ましくない結果を予測する知見を得ている。Winsbergと同僚（1999）も，強迫的ホーディングの人たちの薬物療法に対する反応の悪さを報告している。しかし，Saxenaと共同研究者（2005）の前向き研究では，SSRIのプロキセチンがホーディング症状にもホーディング症状のない強迫性障害の人にも，中等度であるが同等の効果が得られることが報告されている。筆者ら独自の事例研究では，SSRIの薬物療法を受けている人たちを含んでいないため，本書で述べているCBTと薬物療法の併用治療効果に関して役立つ情報の提供はできない。注意欠如症状や重度のうつ病などの他の状態に対する薬物療法が必要でなければ，ホーディング症状をもつ人には薬物療法なしでの治療を筆者らは薦める。

本介入プログラムのアウトライン

　本書の認知行動的介入プログラムは，ほぼ6か月間に26回の毎週のセッションとして作成されている。しかし，セッション回数は軽度のホーディングの人たちへの最低15回のものから，1年以上にわたる30回以上のものまで幅がある。治療期間は，動機の状態，クラッターの量，改善を遅くする併存状態の存在，そして家庭のクラッター状態を改善するための協力者の可用性に関連しやすい。CBTのさまざまな側面でのおおよそのセッション回数は以下のとおりである：

- アセスメント：治療開始時の2～3回
- ケース・フォーミュレーション：アセスメント後の2回
- スキル・トレーニング：整理スキルと問題解決スキルを含んだ2～3回，必要に応じて，他のセッションでも繰り返し実施される
- エクスポージャーと認知療法：15～20回，すべての仕分け（分類）セッションとモノの入手問題に取り組むときは，エクスポージャーから開始し，認知面での対処法を加える
- アンビバレンスと洞察の低さを話し合うための動機づけに関するセッション：特に治療の早い段階での複数回のセッションの一部を用いる
- 再発防止：最後の2回

　治療全体を通し，月に1回はオフィスでのセッションの代わりに自宅訪問かモノの入手先を訪れる。最初の2回のアセスメントのセッションは，それぞれおおよそ90分

が必要となる。仕分けのために，自宅からモノを入れた箱や鞄を持ってきてもらうときは，1回のセッションは60分を予定する。自宅でのセッションは通常120分で行う。また，自宅で数時間の"マラソン"セッションを2～3回もったり，クライエントの同意を得て，細部にわたる指導を受けた清掃専門者の助けを借りた"一掃"もすぐれた成果を生む。これらのセッションは，動機を高めたり，気が遠くなるような状態をやわらげるのを助けたり，残りのクラッター状態に対しクライエントが1人で対応するためのスキルを確実に習得するのを助けることにより，実質的な改善を生む。

　CBTの流れは，セラピストがクライエントの当面の目標とニーズに合わせ，モノの整理，入手，手放すことの3つの問題のどれに焦点を当てるかにより，クライエントごとにかなり異なる。モノの整理計画を作成し，強迫的なモノの入手行動に対するコントロールの習得は，通常，モノを手放すことよりも容易に達成されやすい。しかし，多くのクライエントは，外的プレッシャーや，症状のなかでもクラッターによる苛立ちがもっとも強いため，クラッター状態をきれいにすることに強く動機づけられている。スキルは，必要なときにいつでも指導する。モノの仕分けと取り除きにおける改善は，考え方の変化と苦悩状態の軽減次第であるため，クラッター状態をきれいにするために認知面での方略とエクスポージャーを適宜使い分けることが必要である。たとえば，台所のモノの仕分けから始めて，表面化する認知的歪みに対し認知的方略を使いながら，その後，クライエントが家族のために誕生日プレゼントを購入する差し迫った必要と，コントロールを失うことへの恐怖感に直面するときには，モノの入手に関することに焦点を移すかもしれない。

セッションの構造

　毎回のセッションは，ここで概説した基本的フォーマット（方式）に沿って実施される。クライエントは，セッション中と次のセッションまでの間に行ったことや状態などをメモするために，『クライエントのためのワークブック』の"個別セッション用紙（personal session form）"を使用する。この用紙はセッション中に学んだことを記録し，再発防止のために役立つ対処法を思い出しやすくするために用いられる。セラピストは，クライエントの気分や最近の出来事，そして前回のセッションで話し合われた大切なことを5分程度で簡単に確認し，今回のセッションのアジェンダ（agenda）[訳者注5]をクライエントと一緒に設定する。クライエントに自身の願望を表出するように働きかけ，もし提示されたアジェンダが1回のセッション時間では対応できないようであれば，優先順位をつけて，優先度の低いものは次のセッションに回すようにする。ホームワークの重要性を強調するために，セッション開始から時間がたたない早い時点で，前回のホームワークについて必ず話し合う必要がある。

訳者注5）　アジェンダ（agenda）：各セッションで話し合うテーマや話題。

そして，重要な点について利用可能な時間内に必ず話し合えるようにするために，アジェンダのテーマと介入方略を導入する。新しい情報を整理してから，新たに学習したことを統合するためにクライエントにまとめてもらい，それらを話してもらう。話し合ったテーマに合うこの週の新しいホームワークの課題を，話し合いの間に作成したり，セッション終了前に立てることができる。クライエントは不確かさを防ぎ，ホームワーク実施の回避を最小限にするために，自身の個別セッション用紙に課題を書き留めておかなければならない。そして，クライエントに自分の反応に正直になるように働きかけ，セッションに対するフィードバックに関する質問をする（「今日のセッションをどう感じましたか？」「わたくしが行ったり言ったことで気になったことはありませんでしたか？」）。セラピストは，2章の"セラピスト用セッション用紙 (clinician session form)"に，今後の参考にするための的確な記録を残さなければならない。

『クライエントのためのワークブック』の使用

　付随（別売）の『クライエントのためのワークブック』には，本マニュアルのフォーマット（方式）に沿った短い情報と説明が含まれており，セッション中とホームワークに用いるために，未記入のすべての用紙も掲載されている。アセスメントのためのスケール，メモやホームワークを書き込む個別セッション用紙，ありのままの考えや信念を記録するさまざまな用紙，ケース・フォーミュレーション，治療目標，整理計画，行動実験，認知的方略，そしてセッションで学んだ介入リストが含まれている。そのため，クライエントのためのワークブックは，セッション中に学んだことを強化し，治療にとって非常に重要な部分になる。セラピストはクライエントにどの箇所を読み，どの用紙に記入するかを助言しなければならない。書類や紙類は自宅のクラッターの中に容易に埋もれてしまうので，クライエントにすべてのセッションにワークブックを持参してもらうことに慣れてもらい，定期的にワークブックを参照することが非常に重要である。ワークブックを無くさないようにどこに保管するかも話し合う必要がある。

2章 ホーディングのアセスメント
(『クライエントのためのワークブック』の1＆2章に対応)

必要物品

- 自宅訪問用のカメラ
- セラピスト用セッション用紙
- ホーディングに関するインタビュー（情報収集）用紙
- 改訂版保存インベントリー
- クラッター・イメージ・スケール
- 保存認知インベントリー
- ホーディングに伴う日常生活活動スケール
- クライエント用個別セッション用紙
- 読みもの："ホーディング"とは何ですか？

アウトライン

- アセスメントのためのさまざまなインタビューやスケールを用いた評価を終える
- 最初の4回目のセッションまでに自宅訪問をする
- クライエントと一緒に"コーチ役"をしてもらう家族や友人を選ぶ

　本章では，本格的に治療を始める前に，ホーディング症状と関連する問題のアセスメントをセラピストがどのように行うのかの詳細を説明する。アセスメントには状態の複雑さに応じて2～4回のセッションを必要とするが，クライエントの動機が乏しく難しい場合には4回以上を要することもある。しかし，セラピストはクライエントの現状すべてを理解する前に，間違いなく治療を開始し，進めていくなかで，クライエントとホーディングへの理解を深めていく。治療を実際に進めるなかでさらに理解を深めていくことは，ほとんどの認知行動的介入において一般的である。3章では，アセスメントに基づきクライエントの症状を理解するためのモデル作成について概説する。

　症状のアセスメントを始めるときに，問題としている状態をどのように呼ぶかについてクライエントにたずねる。モノの分類や仕分けと手放すことを，ホーディングをなくすや脱ホーディング（dehoarding），クラッターがなくなるや脱クラッター（decluttering），クラッターなし（uncluttering）や他の表現で呼ぶこともある。多くのクライエントにとって"捨てる"の表現は，"無駄にしているや浪費"ととらえやす

く，リサイクル，売却，寄贈などの意味をいだきにくいため，モノを"手放す""取り除く""処分する"などの表現が好まれやすい。

アセスメント計画

対応が柔軟に行えるのであれば，初回のアセスメント・セッションをオフィスで90分，2回目はクライエントの自宅で90〜120分を設定する。追加のアセスメント・セッションはオフィスで60分程度を予定する。セラピストが自宅に来ることにクライエントが強い不快感をいだくようであれば訪問を延期することもあるが，効果的な治療の開始を妨げることになるため，4回以降に延期すべきではない。自宅でのセッションでは，後述した同居している成人の家族との話し合いが含まれる場合もある。

初回のオフィスでの時間で，クライエントに『クライエントのためのワークブック』にあるすべての用紙を渡し，毎回持参するように伝える。初回とそれ以降のセッションでは，"個別セッション用紙"にアジェンダ，セッション中に思い出したい内容やホームワークの課題，次のセッションで話し合いたいことなどを記入してもらう。特にクライエントに役立つように思われるときに用紙を用いることなどを伝え，用紙への記入を習慣化するようにする。これらの用紙は，治療でもっとも有効であった方法を思い出しやすくする治療の記録となることも説明する。いつでも見つけられるようにクライエントにはこれらの用紙をどこに保管するかをたずねることが必要である。特にこの問いかけは，クラッターの中にモノを置き忘れることが多いと語っているクライエントにとっては重要となる。

セラピストはp.20にある未記入の"セラピスト用セッション用紙"を毎回のセッションの手引きとして使い，セッション中に話し合った大切な情報を記録する。図2-1（p.23）に記入例を挙げた。付録B（p.184）の用紙をコピーするか，Treatment That Work™のホームページからダウンロードすることもできる。

整理することの問題，モノの入手，クラッターを取り除くなどのホーディングに関する必要な情報の種類を明らかにして，クライエントと一緒にアジェンダを立案する。初回のセッションでクライエントが行いたいことをたずね，アジェンダの欄に記録する。

アセスメント中は，特に溜め込んだモノを処分する見通しに関し，クライエントの体験を注意深く聴いて，クライエントの治療に対する不安を軽減するように働きかける。クライエントが自身のホーディング行動や関連症状に関して自分を責めないように，そして治療はうまくいくだろうが，忍耐と時間，ホームワークが必要であることを伝えなければならない。治療に対する期待と気がかりなことを質問し，必要に応じ適宜対応する。

セラピスト用セッション用紙

クライエント：＿＿＿＿＿＿　　セッション回数：＿＿＿＿＿＿　　日付：＿＿＿＿＿＿

セッションの基本的内容：
＿＿＿＿＿＿＿＿＿＿＿＿＿＿＿＿＿＿＿＿＿＿＿＿＿＿＿＿＿＿＿＿＿＿＿＿＿＿
＿＿＿＿＿＿＿＿＿＿＿＿＿＿＿＿＿＿＿＿＿＿＿＿＿＿＿＿＿＿＿＿＿＿＿＿＿＿

アジェンダ：
＿＿＿＿＿＿＿＿＿＿＿＿＿＿＿＿＿＿＿＿＿＿＿＿＿＿＿＿＿＿＿＿＿＿＿＿＿＿
＿＿＿＿＿＿＿＿＿＿＿＿＿＿＿＿＿＿＿＿＿＿＿＿＿＿＿＿＿＿＿＿＿＿＿＿＿＿
＿＿＿＿＿＿＿＿＿＿＿＿＿＿＿＿＿＿＿＿＿＿＿＿＿＿＿＿＿＿＿＿＿＿＿＿＿＿
＿＿＿＿＿＿＿＿＿＿＿＿＿＿＿＿＿＿＿＿＿＿＿＿＿＿＿＿＿＿＿＿＿＿＿＿＿＿

ホームワークについて：
＿＿＿＿＿＿＿＿＿＿＿＿＿＿＿＿＿＿＿＿＿＿＿＿＿＿＿＿＿＿＿＿＿＿＿＿＿＿

ホームワークへのコンプライアンスの程度（1〜6）：＿＿＿＿＿＿

1＝まったく試みなかった；2＝試みたが達成しなかった；3＝25％程度の実施；4＝50％程度の実施；5＝75％程度の実施；6＝すべてのホームワークの実施

セッション中に話し合われた症状と話題：
＿＿＿＿＿＿＿＿＿＿＿＿＿＿＿＿＿＿＿＿＿＿＿＿＿＿＿＿＿＿＿＿＿＿＿＿＿＿
＿＿＿＿＿＿＿＿＿＿＿＿＿＿＿＿＿＿＿＿＿＿＿＿＿＿＿＿＿＿＿＿＿＿＿＿＿＿
＿＿＿＿＿＿＿＿＿＿＿＿＿＿＿＿＿＿＿＿＿＿＿＿＿＿＿＿＿＿＿＿＿＿＿＿＿＿
＿＿＿＿＿＿＿＿＿＿＿＿＿＿＿＿＿＿＿＿＿＿＿＿＿＿＿＿＿＿＿＿＿＿＿＿＿＿
＿＿＿＿＿＿＿＿＿＿＿＿＿＿＿＿＿＿＿＿＿＿＿＿＿＿＿＿＿＿＿＿＿＿＿＿＿＿

セッションで使用されたか見直された介入方略：
＿＿＿＿＿＿＿＿＿＿＿＿＿＿＿＿＿＿＿＿＿＿＿＿＿＿＿＿＿＿＿＿＿＿＿＿＿＿
＿＿＿＿＿＿＿＿＿＿＿＿＿＿＿＿＿＿＿＿＿＿＿＿＿＿＿＿＿＿＿＿＿＿＿＿＿＿
＿＿＿＿＿＿＿＿＿＿＿＿＿＿＿＿＿＿＿＿＿＿＿＿＿＿＿＿＿＿＿＿＿＿＿＿＿＿
＿＿＿＿＿＿＿＿＿＿＿＿＿＿＿＿＿＿＿＿＿＿＿＿＿＿＿＿＿＿＿＿＿＿＿＿＿＿

ホームワークの課題：
＿＿＿＿＿＿＿＿＿＿＿＿＿＿＿＿＿＿＿＿＿＿＿＿＿＿＿＿＿＿＿＿＿＿＿＿＿＿
＿＿＿＿＿＿＿＿＿＿＿＿＿＿＿＿＿＿＿＿＿＿＿＿＿＿＿＿＿＿＿＿＿＿＿＿＿＿
＿＿＿＿＿＿＿＿＿＿＿＿＿＿＿＿＿＿＿＿＿＿＿＿＿＿＿＿＿＿＿＿＿＿＿＿＿＿

クライエントのまとめとフィードバックへのコメント：

次回や今後のセッション目標：
＿＿＿＿＿＿＿＿＿＿＿＿＿＿＿＿＿＿＿＿＿＿＿＿＿＿＿＿＿＿＿＿＿＿＿＿＿＿
＿＿＿＿＿＿＿＿＿＿＿＿＿＿＿＿＿＿＿＿＿＿＿＿＿＿＿＿＿＿＿＿＿＿＿＿＿＿

オフィス内でのアセスメント

　　ホーディング症状や併存する問題に関するインタビューを含めたアセスメントのほとんどは，セラピストのオフィス内で行われる。オフィス内でクライエントが状態評価のために複数のスケールに記入することもできるが，いくつかは自宅訪問中に実施されなければならない。

ホーディング症状のアセスメント

　　"ホーディングに関するインタビュー（情報収集）用紙"（付録Aのアセスメント・スケールやインベントリーを参照）の質問は，初回セッションのほとんどの時間と2回目のセッションの一部で使用する。このインタビューは，強迫的ホーディング症状，障害の程度，全般的な生活状態に関する詳細な情報を入手する雛型として用いられる。得られた情報は，クライエントごとのホーディング症状に関する概念モデル作成のための基礎となる。

　　これらの情報収集に加え，ホーディング症状のタイプと重症度を判断するために，以下の標準化した質問紙の使用を薦める：

- **改訂版保存インベントリー**（Saving Inventory-Revised：Frost, Steketee, & Grisham, 2004）

　23項目，3つのサブスケールから成る質問紙で，**モノの入手スケール**——過剰なモノの購入と無料のモノを入手する程度，**クラッター・スケール**——クラッターの量とクラッターに伴う問題，**処分の困難さスケール**——クラッターを取り除くことに伴う不快レベルを評価する。ホーディングの問題をもたない人の平均総得点は24ポイント（23項目の合計）で15〜35ポイント内であるが，強迫的ホーディングの問題をもつ人の典型的な総得点は50ポイント以上で，平均62ポイントである（表2-1）。このスケールは，『クライエントのためのワークブック』にも掲載されている。

- **クラッター・イメージ・スケール**（Clutter Image Rating：Frost, Steketee, Tolin, & Renaud, 2006）

　9枚の写真からなる画像スケールで，台所，居間，寝室の3部屋をそれぞれ「1＝クラッターなし」から「9＝重度のクラッター」の9段階で，あてはまるものを選択評価する。「4」以上は，臨床的に有意なホーディングによるクラッター状態を示す。クライエントは，自宅のそれぞれの部屋のクラッターの量にもっとも近い写真を選ぶ。このスケールは，クラッターの最初のアセスメントで容易に使いやすく，サイコセラピー中の改善を把握するためにも用いられやすい。白黒コピーではなく，カラーの方が望ましく，付録Aと『クライエントのためのワークブック』に白黒のサンプルを載せてあり，9枚の写真のカラー版は，Treatment *That Work*™のホームページからダウンロードできる：www.oup.com/us/ttw。セラピストとクライエントともに，それぞれ評価する。

- ■ 保存認知インベントリー（Saving Cognitions Inventory：Steketee, Frost, & Kyrios, 2003）

　24項目から成る自己記入式のスケールで，モノを捨てようとしたときにいだく信念や態度をアセスメントする。4つのサブスケールから構成されている：①モノに対する情緒的愛着，②モノが記憶を補助するという信念，③所有物を無駄にしない責任感，④所有物に対するコントロールの必要性。ホーディングの人と一般の人たちの得点の比較を表2-2に示したが，これは『クライエントのためのワークブック』にも掲載されている。

- ■ ホーディングに伴う日常生活活動スケール（Activities of Daily Living for Hoarding：ADL-H）（Frost & Steketee, 未刊行）

　クラッターによって日常生活活動がどの程度妨げられているのかを問う質問紙で，入浴，着替え，食事の準備などの16項目から構成されている。追加項目として生活環境の質（例：腐った食品，害虫の群がりなどの7項目），安全面と健康面（例：火災の原因，不衛生な状態などの6項目）の13項目がある。ADL-Hはクライエントとセラピストともに別々に評価し，生活環境での問題を特定するのに役立てる。クライエントの評定値がセラピストよりも著しく低い場合は，洞察の乏しさが大きいことを示している可能性がある。本スケールも，付録Aと『クライエントのためのワークブック』に含まれている。

セラピスト用セッション用紙

クライエント： __PK__　　セッション回数：__2__　　日付：__2006年11月6日__
セッションの基本的内容：__アセスメント__
クライエントの気分と症状：__クラッターに取り組み始めることに対し気分がいい，先週はある程度の不安があり，仕事で軽度の集中しにくさがあったが，明らかな抑うつ気分はない。__
アジェンダ：
　1―自己記入した用紙の見直し
　2―"ホーディングに関するインタビュー"を終える
　3―症状に関するPKの質問に答える
　4―時間があれば，家族内での課題に関する話し合う時間をもつ
ホームワークについて：__PKは「ホーディングとは何ですか？」を読み，質問紙の残り半分を完成し，いくつかの質問をメモした。__
ホームワークへのコンプライアンスの程度（1～6）：__6__
1＝まったく試みなかった；2＝試みたが達成しなかった；3＝25％程度の実施；4＝50％程度の実施；5＝75％程度の実施；6＝すべてのホームワークの実施
セッション中に話し合われた症状と話題：
　・今週いくつかのモノを入手している―おもにセールの衣類を自分と子どもたちに
　・保存している理由を考える―ほとんどは好機を失うことを心配しており，時々情報を失うことを心配している
　・モノの入手，保存，クラッター，経済的問題，お金の使い方に関する夫との衝突，電気が止められる，クラッターのために子どもたちが寝室のベッドでほとんど寝れない
　・家族歴―母親もモノを保存していたが，これほど多くはなかった，祖母はきれい好きだった
　・15年前に現在の家でレイプを受けた後に重度のクラッターが始まった―トラウマの影響を話し合った
セッションで使用されたか見直された介入方略：
　・保存する理由とホーディング症状の影響，中等度の重症さを調べるためのホーディングに関するアセスメントと質問を行った
　・アンビバレンス，特に買い物を諦めることに関する動機を明らかにする質問をした
ホームワークの課題：
　・残りのスケールへの記入を終えてもらう
　・夫に，次週の自宅訪問時の残り30分間にセラピストに会うことが可能かどうかをたずねてもらう
クライエントのまとめとフィードバックへのコメント：
　・治療を始めたことが嬉しい，質問紙とセラピストのコメントに興味深さを示した
次回や今後のセッション目標：
　・アセスメントを終える
　・家族との話し合いの結果に応じ，モノの入手に関する取り組みを始める

図2-1　セラピスト用セッション用紙記入例

表2-1

改訂版保存インベントリー(Saving Inventory-Revised：SI-R)の
平均値(標準偏差)比較

対象	人数	SI-R 合計	クラッター	処分	モノの入手
ホーディングの人	70	62.0(12.7)	26.9(6.6)	19.8(5.0)	15.2(5.4)
一般(コントロール群)	23	23.7(13.2)	8.2(7.1)	9.2(5.0)	6.4(3.6)

表2-2

保存認知インベントリー(Saving Cognitive Inventory：SCI)の
平均値(標準偏差)比較

対象	人数	SCI 合計	情動的愛着	記憶	コントロール	責任感
ホーディングの人	61	104.0(26.6)	40.0(14.6)	23.5(6.2)	16.3(4.3)	24.7(8.0)
一般(コントロール群)	40	50.6(25.7)	19.5(10.6)	10.5(6.7)	9.0(5.1)	11.6(8.0)

その他の精神疾患の識別

　オフィスでのインテークにおいてDSM-IV-TRのⅠ軸の精神疾患とⅡ軸のパーソナリティ障害に関する診断(見立て)インタビューも同時に行うことで、治療に影響をおよぼす併存問題の判定が行える。追加のクライエントの自己記入式スケールは、気分、精神症状、全般的機能レベル、動機などに関する有益な情報を提供してくれる。以下に筆者らが使用しているスケールを挙げたが、精神医学的および臨床心理学的アセスメントの方法は他にも数多くある。これらのスケールの有用性の1つとして、クライエントの得点が平均範囲を明らかに上回っている場合は、臨床的に注目する必要のあることを示すことである。

■　Beck抑うつ質問票(Beck Depression Inventory-Second Edition：BDI-Ⅱ)(Beck, Steer, & Brown, 1996)

　合計得点が30点以上は重症、40点を超える場合は極度の重症状態を示す。質問項目9(自殺傾向)が2点か3点の場合は、即時の危機的対応が必要となる自殺傾向を示している。本スケールはwww.psychcorp.comから入手できる。

■　短縮版強迫性障害評価インベントリー(Obsessive Compulsive Inventory-Short Form：OCI-SF)(Foa, Huppert, Leiberg, Langner, Kichic, Hajcak, & Salkovskis, 2002)

　自己記入式の強迫性障害の症状チェック・リストで、18項目の短縮版は洗浄行為、確認行為/疑い深さ、秩序よく並べる、こだわり、ホーディング、精神的打ち消し行為の6つのサブスケールから構成されている。強迫性障害の診断のための妥当なカット・ポイントは、22ポイントであるが、筆者らは強迫性障害の臨床群と臨床群ではない人とのより的確な識別のために、"こだわり"のサブスケールの4ポイント得点を用いることを薦める。本スケールも、『クライエントのためのワークブック』に掲載してある。

自宅訪問の計画

　自宅訪問は，オフィスで得られた情報による印象を確認するのに役立つ。クラッターの量と種類を判断することもでき，家族に会うもっとも適切な機会にもなる。自宅訪問は，開始から4回目までに設定する。筆者らは強い信頼関係が築かれるまでの状態で，治療に対しアンビバレントで，プライバシーへの"侵入"に同意を渋る状態でない限り，自宅訪問は2回目に行うことにしている。クライエントが，初回の自宅訪問を心配し，当惑しており，セラピストが自宅内を歩き回り写真を撮ることを侵入的と考えることを想定しておかなければならない。多くのホーディングのクライエントは孤立しており，長い間1人の訪問者もなく，一部の人たちは，彼らの思いに反し親族や地域の行政機関により所有物が取り除かれた体験をもっている。クライエントの不安をやわらげるために，自宅でのアセスメントの目的と訪問中の手順を説明する必要がある。セラピストは自宅内のモノには一切触れず，写真はクライエントの情報の一部として秘密厳守で保管することを必ず伝える。以下のような説明が役立つだろう：

　　ご自宅に伺わせていただくのは，○○さんが所有しているモノに対する考えや体験を理解するためにとても大切です。そのため，ここ（オフィス）ではホーディングの問題について多くの質問をしました。お宅に伺ったときは，○○さんが実際に所有しているモノを見ながら，○○さんがどのように感じ考えるか，自宅内でいつもどのように過ごしているのか，そしてクラッターが○○さんの日常生活にどのように影響しているかをおたずねします。セッションで次にどのようにするかを決めるのと改善の記録のために，ご自宅の写真を撮らせてもらいます。最初の自宅訪問は，○○さんが自宅と所有しているモノに対し，どのように思い感じているのかの的確な理解のためにはとても大切です。これらの手順に関することと，他に何か質問はありますか？

自宅内のアセスメント

　最初にクライエントの家に入るときは，自宅内の状態やクラッターのひどさにかかわらず，セラピストはショックやうろたえを伴う反応を示さないように留意しなければならない。これは，セラピストが自宅の状態を辛辣に批判するのではないかというクライエントの最悪の怖れを強めることを避けるためである。すべてのセッションで行うのと同じように，自宅訪問はアジェンダを設定することから始め，前回のオフィスでのセッションに対する反応を確認し，ホームワークの課題を振り返る。自宅訪問の主要なアジェンダは，日常生活の活動とクラッター量に関するアセスメントで，ク

ライエントとともに治療計画を立てることから始める。セラピストは自宅内を歩きながら話を聴いて，ADL-H スケールとクラッター・イメージ・スケールの記入を行う。前述したように，クライエントとセラピスト間での評価得点のズレは，問題の重症度に関する洞察の乏しさを反映している可能性がある。ADL-H スケールは，機能レベルを改善する治療目標の設定に役立ち，目標は経過の中で動機が低下したときに役立つ。

　クラッターを視覚的に把握し，治療中の進捗状態の評価と次のステップを決める参考として重症度のベースラインを得るために，すべての部屋の写真を撮ることを筆者らは薦める。写真は，長期化する治療の途中でクライエントがやる気をなくしたときに視覚的な改善を示すのに役立つことを筆者らは見出している。オフィスから遠距離に住んでいる場合は，クライエントに前もって撮影の練習をしてもらい，クライエント自身に必要な写真を撮ってきてもらう。ホーディング状態の全体を把握するのと，いずれは練習のためにオフィスにもってきてもらうアイテムに関する情報を得るために，部屋ごとに十分な写真を撮るよう計画しなければならない。最初の写真に合わせて，それ以降の写真撮影を行いやすくするために一定の撮影の仕方を工夫する。加えて，その後のセッションで使いやすいように，すべてデジタル・カメラで撮影し，写真を印刷し，フォルダーに仕分けておくことを薦める。

どこから始めるかを決める

　自宅でのアセスメントのある段階になったら，クライエントと一緒に，どこのクラッターから仕分けし，整理をして，取り除くかを決めなければならない。これには，部屋ごとに進めていくか，モノの種類（例：すべての部屋の書類や紙類すべてをまとめ，仕分けする）など，他のカテゴリーごとに行うかの話し合いが必要である。筆者らは通常，クライエントにとってもっとも簡単に対応しやすい，あるいはクライエントにとってもっとも即時効果が得られやすい部屋から始める。たとえば，自宅内の使いたい場所とそこに行くことを妨げる廊下から始めることを選ぶクライエントもいる。他のクライエントは，クラッターがもっとも少なかったり，調理や食事のような大切な活動を再開するのにもっとも役立つ台所から始めるかもしれない。何から始めるかを決める際，家族の批判をやわらげたり，建築物基準に従うなどの別のことを考慮することもある。

　クライエントがオフィスでのセッションで新しいスキルを学び練習するために，保存している典型的なアイテムを箱や鞄に入れることを手伝うことが必要である。箱には，自宅内のダイレクト・メール，新聞，雑誌，小物，レシート，ノート，チケットの半券，衣類，書籍類などが乱雑にクラッターされているアイテムが入っていなければならない。ただ，これらのアイテムのほとんどは，治療を始める部屋から選ばれている必要がある。

家族との話し合い

　ホーディングによって生活に影響を受けている家族と一緒に暮らしている場合は，最初あるいは2回目の自宅訪問中に自宅内全体を見て，クラッター状態のアセスメントを終えた後に，クライエントと家族が一緒になる時間を設けることを筆者らは強く薦める。この話し合いのために，筆者らは通常セッション最後の30分を充てるが，クライエントと一緒に最初に自宅内を見廻っている間は，家族に同席しないようにしてもらう。家族と一緒に話す前に，家族のいない場所でクライエントが特に気になっていることや話し合いの打ち合わせを行い，何について話し合うかも前もって決めておくようにする。家族とも，事前に電話連絡をして話しておきたいかもしれない。

　セラピストが自己紹介をしてから，家族にセラピストのこと，治療に関すること，あるいはホーディングに関することで質問がないかをたずねる。家族がクライエントのホーディングに合わせた行動をしているかどうかの確認をする必要がある。合わせた行動には，クライエントのために仕分けをしたり，そうしなければクライエントが対応するモノを捨てたり，クライエントがモノを購入したり保管するので，代わりに購入したり保管をしたり，お金を使い過ぎないようにクレジットカードを隠すなどが含まれる。治療計画の流れを説明し，改善やホームワークの実施を阻害するようなことをしないように，セラピストの指示に積極的に従ってくれるかどうかも確認する。筆者らは，治療計画と新しい改善による変化のためにセラピストかクライエントが依頼しない限り，通常家族には今まで行ってきたように行動を続けるように伝える。

　家族はクラッターを減らすためのクライエントの不十分な取り組みに非常に批判的であることがよくある。改善に対しポジティブにコメントし，変化の遅さを非難することを避ける大切さを話し合うことが必要である。クライエントは，新しい行動と考え方を学ばなければならず，これには時間を要するため，変化には数か月を要することを説明する。また，家族の非難がクライエントの行動を変化するために今までどれだけ効果的であったかもたずねる。もし効果的でない場合は，ホーディングの改善のために別の対応をしてもらえるかをたずねる。そして，家族には，コメントをしないときと，改善がみられたときにどのようにコメントするかについて具体的な助言を行う。

　同居している他の家族にも，モノの入手や整理，所有物の取り除きに関し，類似した問題があるかを確認する。自宅内のスペースの縄張り争いは，クライエントがクラッターを減らしたスペースに家族が自分たちのモノを置いたときに噴出しやすいため，自宅内の一部のスペースに関し，クライエントが適切にコントロールできるように何らかの調整が必要となるだろう。治療の進展に伴い，自宅内のモノを処分する権利を誰がもち，家事のために必要となるスペースのコントロールは誰が行うのかの質問も必要である。計画の最後には，問題解決，意思決定，整理すること以外にクライエントが自分の信念を評価し，モノを入手しないことと手放すことに関する感情的反応に

対処するための新たなさまざまなスキルを確実に使えるようにしておかねばならない。そのため，クライエントが新たな行動を学ぶことを妨げる特定のこと（決断する，不必要な保証を提供する，ごみを捨てたりモノを入手することをコントロールするような責任を肩代わりするなど）を家族は差し控えることが求められる。スペースがきれいになった後は，新しいクラッターにどのように対応するかの取り決めの調整も求められるだろう。

友人や家族からのコーチング

　家族や友人の中で，特に穏やかで思慮深く，共感的な人たちに，正式なコーチ役を担ってもらうこともある。最初にこのことに関しクライエントと話し合い，この役割に適切な人を選び，支援のルールと説明，ガイダンスのために1回以上のセッションをクライエントと一緒にもつことが求められる。この目的に沿った書面での提案として，『クライエントのためのワークブック』に"コーチへの説明（instructions for coaches）"を載せている。

自宅訪問中の留意点

　重度のホーディングの問題は，自宅訪問の手続きを複雑にすることがある。この問題がどのくらい重症であるのかを把握することは容易ではないが，クライエントの"クラッター・イメージ・スケール"で6ポイント以上であることと，他のスケールを用いたクラッター状態の評定を基に評価することができる。しかし，これらのスケールでは中等度であっても，自宅は不健康で危険な状態である場合もある。子どもたちや高齢の家族が一緒に暮らしている場合は，家族に対する危険性と，危険に関する専門家としての報告義務について，クライエントと率直に話し合わなければならない。この話し合いは，自宅訪問の前にオフィス内で行わなければならず，報告の手続きとセラピストがどのように援助できるかの情報も含まれていなければならない。クライエントは，愛している家族の健康と安全のために，自分たちが予測する以上に徹底的な対応が必要となるかもしれないことを理解することが重要である。

　自宅訪問の前に，セラピスト自身の健康と安全を守るために必要となると考えられる手続きについてクライエントと話し合っておかなければならない。これらには，手袋や防護服，マスクを着用することが含まれる。万が一の場合を考え，これらを持参するが，必要と判断したときだけ使用する。自宅訪問中は，座る場所もなく移動もほとんどできないことへのこころ積もりも必要である。これらのことを予測しておけば，訪問中に必要となることに対応しやすくなるだろう。

ホームワーク

　サイコセラピーの初期段階でのアセスメントを目的としたセッションのホームワークは，クライエントの動機の高さと能力によってかなり異なる。治療に役立つように，クライエントに自己学習の課題はもちろん，クライエント自身で情報をまとめたり，自己観察スキルを高めるような課題を出すことがある。一般的に，話し合われている話題のいくつかの側面を，治療を進めるのを助けるためにホームワークの課題として出すかどうかを，全セッションにおいて，考えておくことが必要である。以下のものは，アセスメント段階でのホームワークとして活用可能なものの一部であるが，セッション中の話し合いに沿った合理的なものを計画することは可能である。

- クライエントに『クライエントのためのワークブック』の "ホーディングとは何ですか？"（1〜5ページ）を読み，ホーディング行動について学ぶように伝える。

- 必要なスケールへの記入をしてもらう（改訂版保存インベントリー，保存認知インベントリー，ADL-Hスケール，クラッター・イメージ・スケール，可能性のある併存する症状に関するスケール）。

- 仕分けのために，オフィスに持ってくるアイテムを箱や鞄に準備するように依頼する。

3章　ケース・フォーミュレーション
(『クライエントのためのワークブック』の3章に対応)

必要物品

- 読みもの："保存する理由"
- 簡易思考記録用紙〈任意〉
- モノの入手（収集）用紙

アウトライン

- クライエントと一緒にホーディング・モデルを作成する

　本章では，ホーディングの問題がどのように始まり，なぜ続いているのかを理解するために，クライエントと一緒にどのようにモデルを作っていくのかについて概説する。通常はモデル完成のために必要となる追加情報を得るためのホームワークを含めて，1～2回のセッションを充てる。ただ，モデルの構築は，治療をとおして継続して行われる。治療の初期段階においては，クライエントの中核信念を明らかにすることはあまり行わない。これは，中核信念を明らかにすることが容易ではなく，クラッターとモノの入手（収集）に関する問題への対応を行っていく中で，クライエントの中核信念は少しずつ明らかになっていくからである。

ホーディング・モデルを作成する理由

　1章で述べたように，ホーディング行動は複雑で，脆弱性，中核信念，情報処理プロセスの問題，所有物に対する信念と意味づけ，感情的反応，そして学習してきた行動などの組み合わせに由来している。アセスメントを目的とした最初の2回のセッションは，ホーディングの問題の特徴を明らかにすることに用いられる。そしてホーディングがどのように，そしてなぜ生じているのかについて，さまざまな要因を概念モデルにまとめる段階になる。表3-1に，モデル作成時に明らかにする必要のある一般的な共通要因を挙げた。

　筆者らは2種類のモデル作成を奨励する。1つは，クライエントの問題のすべての側面を網羅した全般的な概念モデルで，クライエントが生活のなかで自分の行動を理解するための参考になる。もう1つは，モノを入手（収集）したりクラッターを取り

除くなどの難しい場面ごとの機能分析結果に基づき作成されるもので，クライエント自身が自ら行った行動の理由をその場で理解するのに役立つ．2つのモデルはともに，モデルの中で明らかにされた問題をターゲットにした対応方略に直結する．全般的概念モデルから説明していく．

全般的概念モデル

　"整理する""モノを入手する""処分すること"は，それぞれに別々の概念モデルが必要であるが，3つの状態はそれぞれ類似しているため，1つのモデルでそれぞれの特徴を明らかにすることができる．1章で述べたようにモデルには特定の脆弱性，情報処理プロセスの問題，所有物に対する意味づけ，そしてモノを入手しているとき，整理しているとき，クラッターを処分しようとしたときに体験する感情的反応が含まれていなければならない．さらにこれらがどのようにつながり，強化され，維持されているのかの情報も含まれていなければならない．感情と行動につながるさまざまな構成要因を矢印でつなげ，状態に寄与している要因を図式化することを薦める．

　クライエントと協力してモデルを作成していくことで，クライエントが自分の考えと感情をより理解するために，批判的に観察し検討することを学ぶのを助ける．そのため，モデル作成は，問題とクライエント自身とを切り離し，感情的ではなく理性的に取り込むための最初のステップとなる．さらに，セラピストと一緒にホーディングの問題を理解し解決するためのクライエントの"探偵"と"協力者"としての役割も確立する．そのためにセラピストは関心をもったオープンエンド・クエスチョン（開かれた質問），たとえば，「それは興味深いですね．どこからそのような考えが生じていると思いますか？」「それら2つのことはどのようにつながっていると思いますか？」を用いる．作成された全般的概念モデルは，達成する目標や方法設定を決定し，変化が生じたときの進捗状態を示すものとして治療全体をとおして用いることができる．もちろん，新しい情報を得るたびにモデルは修正されなければならない．

　モデル作成に当たっては，用紙の下の方に問題行動（例："クラッター／処分の難しさ""モノを入手する""整理する"）を書くことから始めることを薦める．次に，その上に，ホーディング行動に関連していると思われる脆弱性，情報処理プロセスの問題，所有物の意味，感情的反応を書き込む．そして，問題から生じる感情へ矢印を引き，続く行動にも矢印を引く．これらの結果と行動が強化されることは可能な限り具体的にしておかなければならない．最初の"作業モデル"は，提示されたホーディング症状に関するイメージを的確にとらえられるまで，通常何度も修正される．

　モデル作成は，価値のある情報を失うことへの不安を軽減したり，所有物に対する責任感についての考えを再検討したり，クラッターをひどくする買い物パターンを減らすなどの治療目標と要点をクライエントとセラピストが明らかにすることも可能にする．

表3-1　概念モデル作成において役立つ要因

個別および家族の脆弱性

・ホーディングに関する家族歴（遺伝的要因／生物学的要因の可能性）
・併存している問題（例：うつ病，社交不安障害，強迫症状）
・親の価値観や行動（例：モノの入手，処分の難しさ，自宅内のクラッター，意思決定に関するコントロール，無駄に対する価値観，感傷的なこと）
・身体的制限（健康面，時間，空間）
・トラウマティックな出来事（例：親を失う，暴行を受ける，剥奪，引っ越し）

情報処理プロセスの問題

・注意：難しい課題に集中し続けることの困難さ
・分類：モノをまとめ，カテゴリーに整理する問題
・記憶：言語的あるいは視覚的記憶の乏しさのために，視覚的サインに頼る
・知覚：クラッターや強く目を引くアイテムに気づかない
・関連づけ：アイテムに関する多様なアイディアや使い方を創り出す傾向，創造性
・複雑な思考：重要でない些細なことに焦点を当てる，重要な点と重要でない点との識別ができない
・意思決定プロセスの問題：問題についてさまざまなことを考え過ぎる，アンビバレント，多くはミスをすることへの怖さと関連している

所有物に対する意味づけや考え，信念，愛着

・美しさ／審美性：変わったアイテムに美しさを見出す
・記憶：モノなしには記憶を失うのではないかという考えあるいは恐怖感，あるいはモノが記憶をもっていると信じている
・有益さ／機会：何に対しても実質的な有用性を考える
・機会／ユニークさ：他者は見出さない機会をモノが提供すると考える
・感傷的：モノに感傷的意味を結びつける
・くつろぎや慰め：モノ（および，買い物のように関連する行動）が情緒的なくつろぎや慰めを提供してくれるととらえる
・安全性：モノに安全源を求める（安全のサイン）
・同一性／同一性の可能性：モノは自分の一部あるいはなりたい自分を象徴するものと信じている
・コントロール：他者が自分の所有物や行動を支配することを心配する
・ミス：失敗することや所有物の状態や使い方に失敗することに関し，完璧主義的な心配や怖れをいだく
・責任感／無駄：所有物を無駄にしないこと，環境汚染，所有物を責任をもって使用することに関する強い信念をもつ
・徹底さ："正しい"あるいは完全と思うまで行動をとらない
・価値の確認：モノは自分自身の価値を確認するのを助ける
・交際：モノの購入や収集が社会的接触の機会を提供する，それ以外の方法での社会との接触はない

感情的反応

・ポジティブ：喜び，快，くつろぎ，満足
・ネガティブ：不安，罪悪感，悲嘆，悲哀，怒り

学習プロセス

・ポジティブな強化：モノの保存は，ポジティブ感情をもたらす
・ネガティブな強化：モノの保存は，ネガティブ感情からの逃避や回避を許す
・ホーディング行動は，現在の信念を確かめる機会を妨げる
・ホーディング行動は，別の考えを見つける機会を妨げる

全般的概念モデルの作成の開始

『クライエントのためのワークブック』の1章にある"ホーディングとは何ですか？（What is Hoarding?）"を読むことで，クライエント自身がホーディングに関与している要因と維持要因を考えるのに役立つ。そして2章の一連の質問と，ホーディングに関するインタビューで得たことや自宅訪問中に観察したことなど，セラピストが理解していることを伝え，モデル作成を始める。以下に，最初のやりとりの一例を挙げた。

やりとり場面

Th ：クラッター（乱雑な状態）に伴う○○さんの問題がどのようにひどくなり，今も続いていることに何が関連しているのかを理解するために，紙の上でモデルを作ってみることが役に立つことがわかっています。○○さんがご自宅のクラッターにとても憂いておられ，特にセール品を買ってしまう問題ももっているように，わたくしにはかなりはっきりしているように思いますが，同意されますか？

Ct ：そうです。ほんとうに，ある程度のモノを捨てないといけないです。

Th ：そうですね。では，どのようにクラッターが始まって，処分することがどうして難しいのかを理解していきましょう。この用紙の下の方に，"処分することの難しさとクラッター"とまず書き込みます。その上に，これらに何が関連しているかを検討していきましょう。いいでしょうか？

Ct ：はい。わたしはたいてい目で見る方がいいので，大丈夫です。

Th ：クラッターにはかなり多くのことが関連しています。○○さんには，家族歴と過去の出来事がクラッターに関係していることを，話し合いましたね。これを左側の上の四隅の"傷つきやすい要因（脆弱性要因）"と呼ぶところに書き込みましょう。そして関連していることを挙げてみましょう。ここに含まれるものはどのようなものがありますか？

Ct ：そうですね。引っ越しのときに，母がわたしの古いおもちゃを捨ててしまって，ひどく動揺しました。ですから，これが入ります。

Th ：わたくしも，そう思います。「母がおもちゃを捨てた」と書き込みましょう。他には？

Ct ：う〜ん。母の家事のやり方に対する反発だと思います。お話したように，母はとりたてて，すべてきちんとしておかないといけないんですよね。大嫌いでした。こざっぱりした家は大嫌いです。少し散らかっている方が好きです。

Th ：わかりました。「きちんと片づける家族のルール」と書いていいですか？

Ct ：そう。もう，自分の部屋のことをわたしが決めることは，絶対に許されませんでした。このことが自分のことを決めにくい理由の1つだとほんとうに思いま

Th ：そうですか。じゃ、「自分で決めることが許されなかった」と加えられますね。

Ct ：はい、この点は確かです。それと、父方の祖父母の家は、かなりゴタゴタしていました。でもいとこ一緒でとっても楽しかったです。だから、これもたぶん1つだと思います。自宅よりも祖父母の家の方が好きだったと思います。

Th ：それは大切なことのようですね。「祖父母の家の乱雑さが楽しかった」と加えましょう。うまくとらえていますか？

Ct ：はい。

Th ：[複数の点をまとめて要約する] クラッター状態になりやすくなることに関連する今までの生活の中のいくつかの出来事が出てきました。お母さんのきれい好きできちんとしているという厳格な基準、○○さんが自分のことを決めるのを許されなかったこと、そしておじいさんとおばあさんのゴタゴタした整理されていない家で楽しかったことが挙げられました。きれいにきちんとしていることが心地よくなく、乱雑な状態が嬉しい気持ちと結びついているようですが、どうですか？

Ct ：そう、確かにそうです。でも、今の家のひどく乱雑な状態（クラッター）は嫌いです。変えることが目標です。

Th ：そうですね。そのためにここに来られているのですよね。○○さんにとっていくらかの乱雑な状態が魅力的で、きれいにするのを避けていることにいくつかの理由があることが興味深いですね。では、○○さんがクラッター状態になりやすいことについて、他の点を話し合いましょう。何かありませんか？

　アセスメント中のこのやりとりは、クライエントがホーディング状態の原因や関連する要因となる出来事として語られたことを、セラピストが明らかにしていく共同作業を示している。オープンエンド・クエスチョンは他の可能性を明らかにするために用いられる。

脆弱性要因

　前述した事例では、脆弱性要因を小児期からの生育歴の確認から始める。確認が必要なさまざまな脆弱性要因を表3-1に挙げた。介入中は、特にアセスメントで特定された要因を、時間枠に合わせて修正していくが、要因ごとに焦点を当て1つひとつを順番に確認する必要がある。家族歴を明らかにすることは、幼少期の経験がホーディングの問題にどのように関与しているのかの理解に役立つが、関連していても変えることのできない家族歴を語ることにもなる。治療中、認知面と行動面での方略を用いて、両親による制限や過去のトラウマに伴う感情的苦悩を話し合い、大人である現在の知識、関心、個別の目標と照らし合わせて、解決に役立てることができる。モデル作成後は、クライエントと一緒にどの問題を、どの順序で取り上げていくかを決める。

やりとり場面

Ct ：はっきりしませんが，20代のときに盗みに入られたことが関連しているのかもしれません。強盗にわたしのモノが盗まれ非常に個人的に侵害されたと感じました。ほんとうに動揺しました。

Th ：現在のクラッターにそのことがどのように影響していると思われますか？

Ct ：そうですね。もし盗まれたら，と思い，同じものを2個目，3個目と買うようになりました。そして，2個目以上のものを強盗に見つからない別の場所に置くようになりました。

Th ：了解しました。盗まれたことから，盗まれたときの確実な後ろ盾をつくっておくようになられたのですね。「盗まれたときのために，予備のモノが必要」という考え方は今も続いていますか？

Ct ：はい，そう思います。いつも「万が一の場合」と，考えています。それに，クラッターは誰かが入って来るのを止めるために使っているとも思います。盗まれたときは家にいなかったので，わたしには何も起きていません。でも侵入されたときに傷つけられたかもしれないと考えるようになって，誰も入って来ないようにするためにいくつかの重いモノを積み上げるようになりました。だから，ドアを開けるのが難しくなっているのだと思います。

Th ：それはほんとうに大切なことですね。クラッターをきれいにする前に，安全についての考えを話し合うことが必要だと思います。脆弱性の欄に，「強盗」と書き込みましょう。それと，用紙の"考えと信念"に「万が一のために，モノを保存する」と，「クラッターはわたしを傷つける人たちから守る」という考えを書き込む欄を加えないといけないですね。これらについて少し話せますか？

Ct ：はい，その部分は大事なことだと思います。これがどうして多くのモノを保存しているかの理由ですから。

Th ：よろしいですね。他には傷つきやすいものはありますか？ いくつかの要因を挙げてみますから，乱雑な状態（クラッター）に関連していると思われたら言ってください。抑うつ状態はどうですか？ ご家族にも同じ病気をもたれている方がいて，○○さんも抑うつ状態を何度か体験されたとおっしゃっておられましたね。ホーディング状態と何か関連していますか？

Ct ：父が昨年亡くなったときのように，何かで抑うつ的なときは，乱雑な状態（クラッター）に関してほんとうに何もしません。今それを考えると，落ち込んだ気分になり，何をするのも大変になるときがあります。面倒なことは何1つあって欲しくない感じです。

Th ：わかりました。脆弱性要因リストに「抑うつ気分」を加えましょう。からだの面での健康状態はいかがですか？ 何か関連することはありますか？

Ct ：いいえ，からだの問題はまったくありません。ほんとうに具合が悪ければ，休みます。でもあまりないです。

Th ：社交不安障害はいかがですか？　これについて少し話し合いましたが，社交的な機会を避けていましたね。クラッターがこれに何か関連していますか？
Ct ：よくわかりません。考えてみないといけないです。
Th ：それはいいアイディアですね。じゃ，これをホームワークとして考えやすいように，モデルのここに，疑問符を入れておきましょう。
Ct ：わかりました。自宅でやってみます。
Th ：素晴らしい。個別セッション用紙のホームワークの欄に，○○さんもわたくしもそれぞれ，これを書き込みましょう。

情報処理プロセス要因

　情報処理プロセスの問題は，ネガティブな感情と問題になりやすい信念によく結びついている。表3-1に，もっともよくみられる情報処理プロセスの問題を挙げている。多くの人がこれらの症状の1つ以上をもつので，クライエントにあてはまるものがあるかどうかと，これらで難しい領域があるかどうかをクライエントが判断するのを助ける必要がある。たとえば，学校での学習や集中のしにくさによる困難さを明らかにするために，子ども時代に集中力の問題がなかったかを確認する。可能性のある記憶の問題か，単にこれらを記憶が悪いと考えているのかどうかを判断するために，クライエントによく知っている他の人と自分を比べてもらう。モデル作成の段階が長引くのを避けるために，明らかな欠如のエビデンスがあるものだけを特定してモデルに含める。その後の治療の中で，他問題が出てくれば（例：所有物の整理に取り組んでいるとき），モデルを修正する。以下のやりとりで，質問の仕方を紹介する。

やりとり場面
Th ：『クライエントのためのワークブック』の"ホーディングとは何ですか？"で書かれていたように大量のクラッター状態にある多くの人たちは，情報を処理していくプロセスでいくつかの難しさをもっています。たとえば多くの人たちは課題を終えるまで集中し続けることができません。気が散ってしまい，最初の課題を終える前に他のことに移ってしまいます。この問題はおもちですか？
Ct ：はい，実はもっています。母はこの点についてよく不満を言っていましたし，子どものときに，特別支援のクラスにもいました。なんて呼ぶのかよくわかりませんでしたが，今はADD（注意欠如障害）かそれに似たものがあったと思います。
Th ：この問題は○○さんのクラッターに何か関係していますか？
Ct ：はい，はっきりと。何1つ最後まで終えることができないです。机の上に積み上げた書類を仕分けし始めても，割とすぐに写真を見つけ，いつ撮影したのかを考え込んでしまって，仕分けをしないで古いアルバムを探し始めてしまいま

す。これはいつも起きています。

Th ："情報処理プロセスの問題"の見出しの下に，「集中」と書き込みましょう。仕分け自体はどうですか？　書類を整理するとき，何と何を一緒にまとめればいいかを決めるのに難しさはありませんか？

Ct ：あー，それもあります。ファイリングをするためにどの方法を使えばいいかわかりません。フォルダーにラベルをつけることから始めても，何をどこに入れていいのかわからなくなってしまいます。この間も，いくつかの書類をファイルしようとしたのですが，できませんでした。バーモント州のリゾートから旅行のパンフレットをもらってきましたが，「旅行」「パンフレット」「バーモント」のどれをファイルに書いていいのか決められませんでした。整理するのを諦めてしまうような疑問にとらわれてしまうことがとっても多いです。

Th ：そのような決断が難しいんですね。他のことで決断することはいかがですか？

Ct ：まさにその通りです。外食も何を食べるかを自分で決められないので，他の人はわたしと一緒に行くのを嫌がります。

Th ：モデルに「意思決定の問題」と書き込み，今後この点を明らかにしていきましょう。それと，カテゴリーに分類することや整理することも問題のようですね。

　"情報処理プロセスの問題"に関するすべての情報の再検討を確実に行うため，先述した脆弱性と情報処理プロセスの問題を一緒に考えることは，クライエントにとっての所有物の意味と生活の中で担っている役割を明らかにするのに役立つ。所有物の意味について次に概説する。

簡易思考記録用紙

クライエントのイニシャル　　PK		日付　　2006年11月16日	
きっかけとなる状況	考えや信念	感情	活動／行動
台所の流し台の上のモノの仕分けをしていたら，古い家計上の書類を何枚か見つけた。	税金や他のことでこれらが必要かどうかわからない。これらを捨てるのは怖い。	不安	台所のカウンターの上の別の山積みにこれらを置いた。
何冊かの古い雑誌を見つけた。	これらを読まないといけない。何か大切なことが掲載されているかもしれない。誰か他の人が使えるかもしれない。このタイプの雑誌が好きな近所の人にあげられる。	不安，読まないことへの罪悪感	後で他の人にあげられるように何冊かを鞄の中に入れた。

図3-1　簡易思考記録用紙の記入完成例

所有物の意味：考えと信念

1章で述べたように，所有物に関する信念と愛着は強迫的ホーディングを駆り立て，所有しているモノの意味づけをする。表3-1にホーディング状態によくみられる考えと信念，愛着のタイプを挙げた。セッション中にクライエントがこれらの考えと信念を明らかにするために，セラピストは以下の方法を活用できる。

1. アセスメント中（2章参照）に，クライエントに"保存認知インベントリー"を評価してもらい，どの項目とサブスケールの評価値が高いかを調べる。
2. 『クライエントのためのワークブック』にある"保存理由リスト"を使ってクライエントに振り返ってもらい，保存する理由を明らかにするために，あてはまる考えと信念を選んでもらう。感情的心地よさ，喪失とミス，所有物の価値，同一性，責任感，記憶，コントロール，完璧主義に関する信念を含んでいる。
3. オフィスでのセッションで仕分けている間に，何を考えているかに意識を向け話してもらう。
4. 引き金になる出来事を記録し，考えと信念，湧き上がってくる感情と行動を明らかにするのに役立つようであれば，"簡易思考記録用紙"（図3-1）を活用する。用紙は『クライエントのためのワークブック』にある未記入のものをコピーするか，ホームページからダウンロードすることができる。
5. オフィスでのセッションで所有物を仕分けているときに，非常に強い感情体験をする場合は，"下方矢印法（downward arrow method）"（8章参照）を用いる。
6. 信念と愛着を確かめるために，プローブか行動実験（7章参照）を用いる。

オフィスで仕分けている間の考えと信念を明らかにするための問いかけとやりとりは，以下のようになるかもしれない。

やりとり場面

Th ：これらに対し○○さんがどのように考えるかを理解するために，前回の自宅訪問のときにまとめてもってきた台所の流し台にあったモノを仕分けてみましょう。一番上のモノを手にして，浮かんでくる考えを話してくださいませんか。

Ct ：わかりました。これは読みたいと思っていた昨年夏の雑誌です。

Th ：この雑誌をどうして読みたかったのかについてもう少し話してくださいますか。

Ct ：たぶん，これはニュース関連の雑誌なので，知っておかないといけないことが書かれていると思いました。

Th ：そうですか。作成したモデルでは，この考えは「この雑誌のニュースを知っておく必要があるだろう」というものですか？

Ct ：はい，大切かもしれない情報を見逃したくありません。

Th ：これは「知っている必要があるだろう」と書けますね。これは，○○さんがモ

ノを保存するときによくある理由ですか？
Ct ：はい，そう思います。
Th ：違う別のアイテムを見てみましょう。
Ct ：わかりました。これは未使用のノート型のメモパッドが入った箱です。今後使うために，これはとっておきたいです。
Th ：では，このカードに関する考えは「これは役に立つ」ですか？
Ct ：そうですね。役に立つモノを無駄にしたくないです。
Th ：わかりました。「役に立つモノを無駄にするのを避ける」と書き加えられますね。メモパッドをとっておく他の理由はありますか？
Ct ：いいえ。それはきれいじゃないし，ほんとうはそんなに好きじゃないです。実用的なだけ。たぶん父が言っていたことですかね。父は使えそうなものをいつもたくさん保存していました。
Th ：では，「役に立つモノを保存しておく」と加えましょう。今言われたお父さんから無駄にしないようにと教えられたことを，"脆弱性要因"にも入れておきましょう。保存する理由に関する信念のいくつかが出てきました―情報を知っておく必要がある，無駄に関する懸念，モノの有用性に関する考えです。それと，モノを保存しておくことが，万が一の場合とクラッターが〇〇さんの安全をどうにか確保してくれる考えを以前に明らかにされましたね。これらと異なる他の考えが出てくるかどうかを確認するために，他のいくつかのモノで試してみましょう。

感情的反応

　前述の会話のなかで明らかになったほとんどの考えは，捨てることを難しくする即時の感情的反応を伴っている。感情的反応は，クライエントが考えを語る前，語った後，あるいは語っている間に明らかにすることができる。所有物に対する信念と愛着よりも先に，感情を容易に明らかにしやすい人がいる。一般的に，これらの感情はネガティブで，恐怖感や不安，悲哀と喪失，悲しみ，罪悪感，怒りが含まれている。これらの感情は，処分するのを考えたり試みるときに，時には所有物に触れているだけでも生じる。そのうえ，喜び，楽しさ，満足感などのポジティブな感情もよく明らかにされる（例：なくしたモノを見つけた，使ってもらえそうな他の人にモノをあげるなど）。たとえ短い間であっても，ポジティブな感情は，ホーディング行動を強めるのに影響する。クライエントがクラッターと保存に関する感情を明らかにするのを習慣化することがセラピストの目的である。クライエントに，まだ記憶に新しい最近の仕分け体験をたずね，感情と引き起こされる考えと行動のつながりを明らかにすることを求める。これは，考え―感情―行動の一連の流れである。たとえば，恐怖感と不安は，モノを失うこと，傷つきやすさ，そして安全に関する考えにおそらく結びつい

ている。悲哀感は，所有物がもつ意味に関した信念から生じており，怒りは自由な選択とコントロール感が脅かされるように感じた結果，生じているかもしれない。

やりとり場面

Th ：モノの保管に関して，情報を知っておく必要性，無駄に関する懸念，モノの実用性に関する考え，クラッターによる安全感など，いくつかの理由を考えてきました。○○さんのこれらの考えに伴う感情についてわたくしがきちんと理解しているかを確かめさせてください。「この中に知っておく必要のあることが含まれている」と考えても，とにかく捨てる場合，どのように感じますか？

Ct ：そう，その中に何があるのかを知らないことにかなり不安をいだくと思います。知っておかないといけないことを知らないでおくのが怖いです。

Th ：○○さんにとって，「怖い」という言葉を使うときは，ほんとうに怖いということですか？

Ct ：はい，非常に強い怖さです。

Th ：では，知る必要があると考えると，何か重要なことを失うのではないかという恐怖感につながるということですね。モデルでは，「知っておく必要がある」という考えを恐怖感に結びつけましょう。何かを無駄にすることについては，どのような感情をいだきますか？

Ct ：わかりません，不快です。

Th ：罪悪感は？

Ct ：うん，少しそう思います。

Th ：わかりました。罪悪感ですね。モデルの無駄にすることに関する信念のすぐ横に，罪悪感を加えられますね。［セラピストは，信念に関連する他のネガティブな感情について質問を続ける］所有しているモノ全体を見廻したとき，ポジティブな感情をいだきますか？

Ct ：確かにあります。一旦始めると，自分のモノを探っていくのは楽しいことが多いです。仕分けしようとしても，しばらく見ていない宝物（大切なモノ）を見つけます。全部捨ててしまっても，残念に思わないでいたいです。

Th ：わかりました。クラッターを取り除くと，何か大切なものを失うことになるし，大切なモノを見つけると幸福感を感じるという信念ですね。モデルに，その信念と喜びという感情を書き加えましょう。さて，これらの考えと感情をいだいたとき，実際どうなるかを考えてみましょう。

学習プロセス

意味と感情的反応が明らかになると，これらのアイテムがどのようにクラッターにつながるのかを理解する段階に入る。表3-1に，ホーディング症状における学習プロ

セスの4つの進み方を示した。モノを保存したり，入手することに伴うポジティブな強化は，モノの入手と保存による短期的恩恵から生まれる。興奮や喜び，その他のポジティブな感情が，モノを集め保存する行動を続けやすくする。この状態は，クライエントが，長い間積み上げた中から秘蔵のモノを見つける喜びを体験したときに，もっとも明らかになる。回避行動は，捨てることに伴う苦悩が取り除かれるまでネガティブに強化される。たとえば，新聞をリサイクルに出さないで山積みの中に戻すことで，重要な情報や機会を失うという考えに伴う苦痛を回避できる。モノを入手する，視野の中にモノを置いておくなどのそれぞれの行為や，処分するのを避けたり，モノを片づけないなどの不活動は，クラッターに関与する。同時に，行為は不安や罪悪感などのネガティブ感情を軽減することで気持ちがよくなるのに役立つ。ネガティブな強化は，クラッターを維持するための強い心的メカニズムである。セッションの進め方の一例を，以下に挙げた。

やりとり場面

Th ：クラッターの中から○○さんが取り出したアイテムに対する1つの考えに伴う行動を加えてみましょう。雑誌を取り出し，この雑誌には必要な情報があると考え，この雑誌を手放すことに不安に感じましたが，その次は何をしますか？

Ct ：あー，その雑誌を下に置きます。（笑い）山積みに戻します。

Th ：わかりました。必要な情報に関する不安な気持ちは，その雑誌を手に取って読むことにはつながらないですか？

Ct ：はい，いつかは読むかもしれないですが，今すぐじゃないです。

Th ：どうして今じゃないですか？

Ct ：今は時間がないです。

Th ：わかりました。○○さんのこころの中では「これは大切な情報があるかもしれない。わたしには情報が必要。だから，この雑誌は処分しない方がいい」という感じですね。そして，不安になり，「今は読む時間はない。山積みの上に戻した方がいい」と考え，戻すのですね。

Ct ：はい，だいたいそんな感じです。

Th ：メモは，どうしますか？

Ct ：メモは台所には不適切なので，カウンターの上に戻しますが，どこか別の場所に片づけることはできません。

Th ：どうしてでしょうか？

Ct ：う～ん，それをどこに置いていいのか，まだほんとうにわからないからです。それに，たとえば，それを片づけておく書斎は，今はクラッター状態がひどいので入れませんし。

Th ：そうですね。続いて起きることは，山積みの中からメモを見つけたら，「これは使える。無駄にしない方がいい」と考え，もしそれを保存しておかないと少し罪悪感をいだくので，別の場所に置いておくのですね。別の場所に置いたと

き，どんなふうに感じますか？

Ct ：おそらく，少し楽になる感じですが，長くは続きません。だって，モノを動かしただけで，たいして違わないですから。

Th ：そのようですね。ただ楽になるのが短時間であっても，この一連のことには重要な強化子ですね。これらのタイプのモノに関する一連の流れについても，見直してみましょう。自宅の中でモノを見て，それに対する考えや信念がありますね。たとえば必要な情報や無駄にすること，そしてこれらが不安や罪悪感などの感情的反応の引き金となって，モノをそのまま保持して他の場所に移動するという反応をするのですね。これにより，モノを処分することで生じる恐怖感と罪悪感のネガティブな感情をいだかないようにしてくれます。でも，話されたように，クラッターをきれいにすることには実際には役に立たないですね。

Ct ：はい，一連の流れがわかりましたし，言われたことは当たっています。クラッターは次から次へとはきれいになりませんが，大切なものかもしれないモノをただ捨てることはしたくありません。

Th ：わたくしもそう思います。今ちょうど，わたしたちはどのようなプロセスが○○さんに機能しているのかを学んでいますが，そのうえで，それらをどうするかを決めることができます。○○さんにとってのいくつかの脆弱性を明らかにして，○○さんの考えと信念が特定の感情を生み，クラッターにつながる行動になっているのかをみてきました。モデルを○○さんの問題を的確にとらえたものにしたいと思っています。○○さんは自宅の小さい山積み，たぶん○○さんが最初に取り組みたい場所である台所の流し台の上のモノを仕分けている間のご自分を積極的に観察することをいとわないでしょうか。自宅でモノを仕分けしている間に強い感情をいだいたときの考えを書き込むのに『クライエントのためのワークブック』の"簡易思考記録用紙"を，使います。かなり強い不安ややるせなさ，罪悪感や怒りをいだき始めたときや，喜びや興奮などの強いポジティブ感情をいだいたときは，やっていることをやめて，何を考えているかを自問します。こうすることで，ここでクラッターに関して明らかにしてきたこと以外の考えや信念を見つけるヒントが得られます。いかがですか？

Ct ：それはできます。すべての考えということではなくて，強く感じたときだけでいいんですよね。

Th ：そのとおりです。簡易思考記録用紙に3つか4つほど書き込み，次回のセッションで，モデルに加える必要があるかどうかを判断するために用紙を一緒に振り返ります。

Ct ：やってみます。

　図3-2は，このクライエントと一緒に作成してきたモデルの図式化したものである。モデルは，ホーディング全体のカテゴリーを結びつけているが，保存とクラッターの1つひとつのカテゴリーの構成要因をつなげることも可能である。

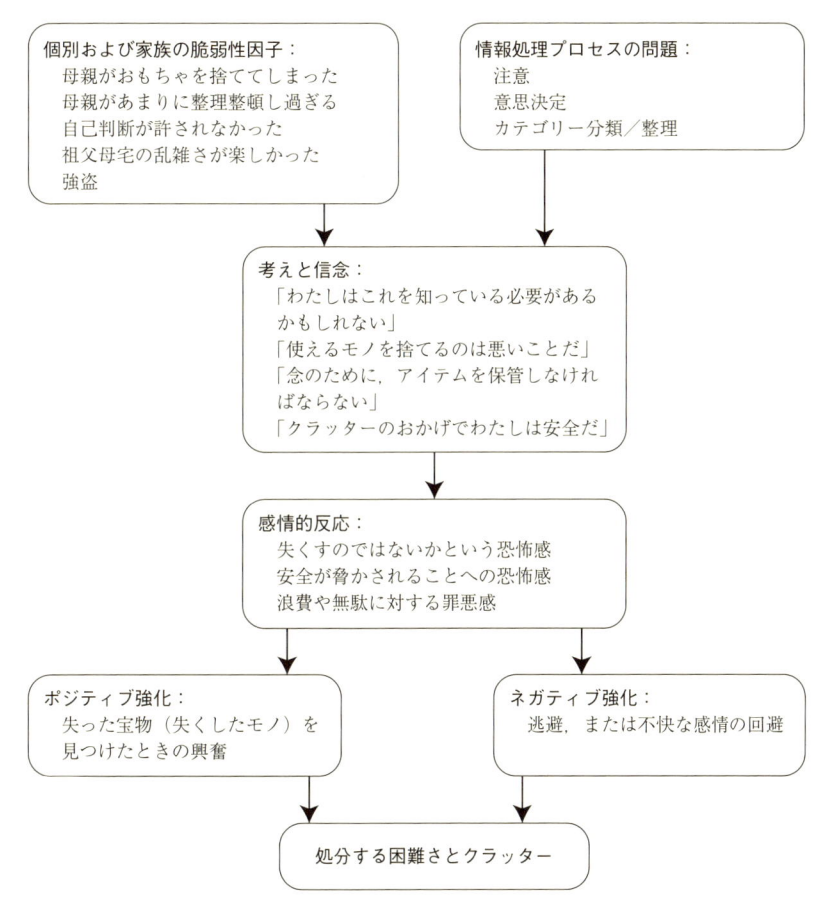

```
┌─────────────────────────────┐   ┌─────────────────────────┐
│ 個別および家族の脆弱性因子：  │   │ 情報処理プロセスの問題：│
│   母親がおもちゃを捨ててしまった│   │   注意                  │
│   母親があまりに整理整頓し過ぎる│   │   意思決定              │
│   自己判断が許されなかった   │   │   カテゴリー分類／整理  │
│   祖父母宅の乱雑さが楽しかった│   └─────────────────────────┘
│   強盗                       │
└─────────────────────────────┘
                    │                       │
                    ▼                       ▼
            ┌─────────────────────────────────────┐
            │ 考えと信念：                         │
            │ 「わたしはこれを知っている必要がある  │
            │  かもしれない」                      │
            │ 「使えるモノを捨てるのは悪いことだ」 │
            │ 「念のために，アイテムを保管しなけれ │
            │  ばならない」                        │
            │ 「クラッターのおかげでわたしは安全だ」│
            └─────────────────────────────────────┘
                              │
                              ▼
            ┌─────────────────────────────────────┐
            │ 感情的反応：                         │
            │   失くすのではないかという恐怖感     │
            │   安全が脅かされることへの恐怖感     │
            │   浪費や無駄に対する罪悪感           │
            └─────────────────────────────────────┘
                    │                       │
                    ▼                       ▼
┌─────────────────────────┐       ┌─────────────────────────┐
│ ポジティブ強化：        │       │ ネガティブ強化：        │
│   失った宝物（失くしたモノ）を│   │   逃避，または不快な感情の回避│
│   見つけたときの興奮    │       │                         │
└─────────────────────────┘       └─────────────────────────┘
                    │                       │
                    ▼                       ▼
                ┌─────────────────────────────┐
                │ 処分する困難さとクラッター  │
                └─────────────────────────────┘
```

図3-2 ホーディング・モデル（全般的概念モデル）例

モノの入手（収集）モデルに関する留意点

　クライエントのモノを入手（収集）する行動は，保存とクラッターに駆り立てる要因とほとんど同じものに基づいているが，モノの入手（収集）に関するモデルの方が，ポジティブ感情はより多く，ネガティブ感情はより少ない。モノを入手する問題に関しては，いくつかの行動のタイプが明らかになっている：

- 無料のアイテムを集めたり，他の人からモノを受け取る
- 他の人が捨てたモノを拾ってくる
- 店や不用品即売会，がらくた市などで強迫的買い物をする
- オリジナルのモノに万が一のことが起きたときのために，複数購入する
- 盗癖や盗みをする
- 購読予約，通信販売商品，ホームショッピングやインターネットなどで商品を購入する

クライエントに，ホームワークの課題として『クライエントのためのワークブック』の"モノの入手（収集）用紙"に，限定した期間（例：2週間など）で手に入れたアイテムを記入するように伝える。図3-3は，"モノの入手（収集）用紙"の記入完成例である。

　そして，クライエントに最近モノを入手した体験を思い出してもらい，入手している間と入手後の考え，感情，行動を記録してもらい，モデル作成を行う。また，モノを入手することに抵抗したりコントロールするように試みてもらい，その中でももっとも抵抗するのが難しいアイテムや状況についてもたずねる。

モノの入手（収集）用紙

あなたがいつも自宅に持ち帰るアイテムのタイプと入手方法のリストを作成します。先週1週間に，あなたが入手したアイテムを思い出し，今日から1週間の間に手に入れたアイテムを記録してください。食料品や他の生鮮食品は含めないでください。これらのアイテムを目にしても入手しなかったときの不快レベルを，0～100スケールを用いて評価してください。
「0」は"まったく不快でない"，「100」は"今までに感じた中でもっとも強い不快感"を意味します。

アイテムとそれを通常見つける場所	入手にしなかったときの不快レベル（0～100）
自分か子どもたちの靴，委託販売店	90
自分の服—ワンピース，スカート，ブラウス，スラックス	
委託販売店	80
デパートのセール	60
子どもたちの服	
委託託販売店	95
デパートのセール	70
素敵なナイフや食器などの台所用品	60
家の装飾品，小さな像や絵画　おもに5～10店舗	75
大好きな古本屋で見つけたミステリー本	80
近所の通りの角にある店の雑誌，特に自宅内装飾関係	70

図3-3　モノの入手（収集）用紙の記入完成例

ホーディング行動の機能分析

　　先述したモデルは，ホーディング行動に関連している要因の概要を示した全般的概念モデルである。全般的概念モデルの中の特定の要因間での機能的関係を示すために，より具体的なモデルを作成することもできる。これは，クライエントにとって何が起きているのかを理解するのに役立ち，治療で用いる方略を作成するのに役立てることができるため，治療中に特に有用である。特にモノを入手する問題に関して有用であるため，標的行動としてモノを入手する行動の機能分析モデルについて説明し例を示す。全般的概念モデルに関する情報収集から始め，クライエントが想起しやすい最近の状態と結びつける。

やりとり場面

Th：週末に何があったか話してくれますか？

Ct：まあ，用事があったので外出して，気に入っている洋装店の横を運転しました。気づく前に，駐車場に車を止めて，店に入ってました。ほんとうに必要なかったのですが，200ドルの服を買いました。帰宅したとき，夫は激怒しました。わたしたちは高額なクレジットカードの請求書を払い終えるように努力しているのですが，この買い物は助けになりません。

Th：ということは，このお店に行くのも服を買う予定もなかったということですか？

Ct：ありませんでした。でもスーパーマーケットに行くために近くを運転しないといけませんでした。

Th：じゃ，洋装店を見たことが，店内に入って買い物をすることの引き金になったということですか？

Ct：はい，そのお店を見ると，寄らないで通り過ぎることができないんです。

Th：では，今までも同じことが起きていたのですね？

Ct：はい，多過ぎるくらい。

　　ほとんどのクライエントにとって，買い物につながる直接の引き金はさまざまである。よくあるのは，好きな店の窓の「セール」の張り紙，新聞やテレビの広告，製品の写真，あるいは他の人が何かを購入しているのを見たときである。このリストは際限がない。引き金を明らかにした後は，先行状況を明らかにするのを始める。

Th：○○さんの買い物は，店が視野に入ることが強いきっかけか引き金ということですね。その店に行く直前に何がありましたか？

Ct：はい，夫と喧嘩しました。お金のことで，わたしがいくら使っているかについてでした。夫はわたしたちのお金の問題と，クラッターと家がめちゃくちゃな

　　　　ことについて，わたしを責めます。確かにほとんどはわたしのモノですが，このことに関して家族は誰一人として助けてくれません。夫はいつもわたしが何をすべきか，何を買うべきかと言い続けて，わたしを怒らせます。わたしが家でしていることを認めてくれません。
Th ：ご自宅を出たときは動揺していたんですね。そして店の横を通り，買い物に抵抗できなかったということですね。今回のような目的なしに店に行ったり，怒ったり動揺していないときに買い過ぎたことはありますか？
Ct ：はい。大きく改善していると思った前回のセッションの後のようないい気分のときも，時々買い物をします。帰宅する途中で，同じお店の近くを運転しました。交通量が多かったので，方向を変えて駐車場に入って，かなりたくさん購入しました。先週末の口論を思い出していました。

　ここで，モノの入手が起きるときのパターンが明らかになり始める。このクライエントは，感情的になっているときに頻回にモノを購入する。他の要因や脆弱性要因は，全般的概念モデルで明らかになっているものと似ている。ここからは，買い物と購入直後の考えと信念に話題を移す。

Th ：店に入ったとき，何が起きましたか？
Ct ：店内を歩き回り，洋服を見ました。まだ気持ちは動揺していました。
Th ：そのとき，何を考えていたか思い出せますか？
Ct ：はい，何も買うなと言われたことを考えていて，自分に「わたしは素敵なモノをもつに値する。どうして他の人にしないといけないことを言われなきゃならないのよ！」と考えていました。それが何か買おうと決めたときです。
Th ：次に何が起きましたか？
Ct ：数分後には，落ち着きました。実際，自分で楽しんでいました。服は好きですし，いい気持ちにしてくれます。店のカウンターの上に服を積み上げていて，買い物をしているこの瞬間がほんとうに好きなんです。
Th ：この一連の流れと買うのを決めることは，○○さんの気持ちをよくするということですか？
Ct ：はい

　これらの考えと信念の一般的なものを表3-1に示したが，このクライエントの考えは，コントロールと承認を伴わなければならなかった。モノの入手に関して他によくみられる信念には，好機，ユニークさ，有用性，低価格などが含まれる。ホーディングの人たちは，モノの入手行動をコントロールするためにかなり頑張っているが，これらの考えのタイプは，モノの入手を抑制することを取り除いてしまい，自由に手に入れたいという衝動に委ねてしまう。手に入れた直後は，通常ポジティブな気分で，爽快ですらある。これらの即時的でポジティブな結果と長期的でネガティブな結果を

明らかにしていく。

Th ：○○さんは，購入した服をそのときは気に入っていましたが，後で，購入した服に対する気持ちは変わりましたか？
Ct ：はい。店を出るときはほんとうにいい気持ちでしたが，駐車場から車を出すやいなや，これら全部を買ったことを後悔し始めました。家に帰れば，また口論になるのはわかっていましたし，スーパーマーケットには別の道を通って，あの店を見なければよかったと思いました。
Th ：他にはどのようなことを考えましたか？
Ct ：そうですね，その後は，自分にほんとうに向き合いました。わたしは，こんな必要のないモノばかりを買ってしまう弱い人間です。家は，モノが詰め込まれていっぱいだし，お金がないのに外出してたぶん一度も着ない服をまた買ってしまう。まったく役立たずだと感じました。

この時点で，話し合いによって明らかになったエピソードと一連のすべての流れを振り返り，要約する。

Th ：今回のようなことがどのように起きるのかを理解するために，今までの情報をモデルに加えるのを一緒にしていきましょう。ご主人に腹を立て動揺して自宅を出られました。そして，○○さんのお気に入りの洋装店の横を通り過ぎて，車を止めました。○○さんはご自分に対し「わたしは素敵なモノをもつに値する」や「誰一人として，わたしが何を手にできるかできないかについて，とやかく言う権利はない」と考えました。そして，買うことを決めると気分がよくなってきました。割とすぐに，いい気分になり，楽しくなりました。よくわからないのですが，これらはさらに購入することにつながるんですね。でも，後で購入したモノに対して後悔し，モノを購入することだけでなく，人として○○さん自身に対し気分が悪くなり始めました。まとまっていますか？
Ct ：はい，まとまっています。
Th ：○○さんはポジティブでもネガティブでも強い感情をいだいたときに，買い物というエピソードに対しとても弱い状態になるようですね。そうでない気分のときに買い過ぎてしまったことはありますか？
Ct ：普通はありません。いつもはすべての支払いと何にお金を使うかを考えて，自制します。
Th ：わかりました。今買い物場面のエピソードを説明してくださったように，○○さんにとっての買い物は，よくない気分への対処法で，嫌な気分を取り除くようですね。どうでしょうか？
Ct ：そうです。
Th ：買い物は，短時間は気分がよくなるのに役立ちますが，お金を使い過ぎてしま

　　　　　　　い，自宅のクラッターをさらにひどくするので，気分は悪くなるんですね。そのため，気分がよくなるという短時間のメリットは，すぐに長期的な気分の悪さになるということですか？
Ct　：はい。
Th　：このエピソードを図式化してみると，一番上の四隅にある「怒りと動揺」から始まり，洋装店を見ることが引き金になるということですね。次に車の中でご自分に言っている考えがあります。そしてお店の中で，自分は素敵なモノを手にする価値があり，誰一人として，○○さんに何をするかに口を挟む権利はないと考えます。これらの考えはモノを購入することへの抵抗を上回ります。これらは○○さんに買い物を許し，買い物への衝動に抵抗するときの理性的な考えを無視する感じですね。これらは合っていますか？
Ct　：はい，合っています。
Th　：実際服を買った直後は気持ちよく，高揚感もありますが，すぐにご自分の行動に対し不満をいだかれる。ご主人との衝突や，自宅のクラッターの悪化，そして自分自身に対するかなり嫌な気持ちが続くのですね。合っていますか？
Ct　：合っています。
Th　：ネガティブな気分と葛藤は，嫌な気分につながり，他のモノを購入するエピソードにもつながりますか？
Ct　：たぶん。
Th　：では，これは悪循環となって，次の状態に続いていきますね。
Ct　：はい，たぶんそうなるのだと思います。

　図3-4はセッション中に作成した機能分析モデルを図式化したものである。モデルのなかで，行動がポジティブ（例：直後の喜び）にもネガティブ（例：怒りと動揺の緩和）にも強化されるのを示すことができる。このプロセスが実際どのように再び起きやすいのかを強調することが大切である。同じように大切なことは，この行動がネガティブ感情に対するより適応的な対処法をクライエントが見つけていくのを妨げることについて，コメントすることである。機能分析後は，購入を決めることにつながる考えや，怒りや動揺に対する他の対処法をプロセスの一部にすることで始められる。時折，クライエントは引き金になる刺激を回避することによって対処しようとする。この対処はある程度効果があるかもしれないが，モノの入手（収集）に関する引き金は生活場面において数多くみられるため，長期的にみると効果的な方法ではない。
　クライエントと共に，保存と入手行動が脆弱性要因，状況的引き金と考え，および感情面での反応によってどのように維持されているのかの実用的知識を得た後で，次章で説明する治療の次のステップを計画する。

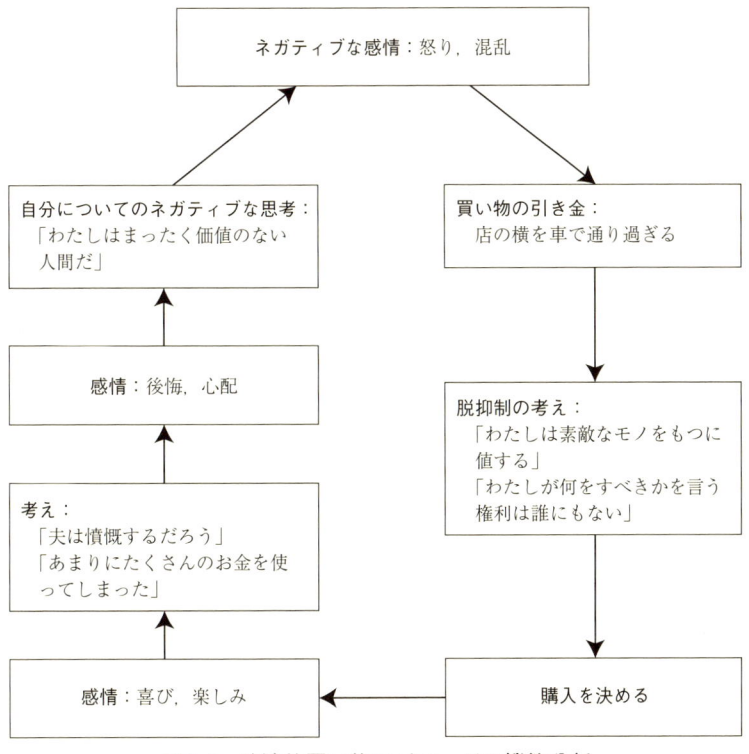

図3-4 強迫的買い物エピソードの機能分析

ホームワーク

　　ホームワークの課題は，モデル作成のためにセッション間で有効である。その一部を以下に挙げる。

- 保存やモノの入手に関連する脆弱性要因（家族歴，過去の体験，強い信念）について考え，書き留めてもらう。
- 『クライエントのためのワークブック』の"保存理由リスト"を読み，クライエント自身にあてはまるモノの入手と保存に関連する考えと信念を選ぶためのやり方を説明する。
- 最近の週ごとと月ごとに蓄積したアイテムのタイプの全リストを作成するために，"モノの入手（収集）用紙"の記入を完成してもらう。
- ホーディングかモノの入手（収集）モデル（図3-2）に関連する要因を自宅で明らかにするやり方を説明する。
- 『クライエントのためのワークブック』の"簡易思考記録用紙"を使って，自宅でモノを仕分けしたりモノを入手している間の考えと感情を観察して，引き金と

なる出来事，考えや信念，感情，そして行動を記録してもらう。

- モノを処分したり，モノを入手しないという行動実験を通じて，保存と入手を促す信念を明確化するように伝える。

- 自宅で処分することが難しいあるいはモノを入手する引き金になる"出来事—考え—感情—活動"という一連の流れを把握するために，機能分析（図3-4）を行うように説明する。

4 章 治療計画
（『クライエントのためのワークブック』の 4 章に対応）

必要物品

- 自宅訪問時の写真
- 3章で作成したクライエントのホーディング・モデル
- 治療目標リスト
- クラッター・イメージ用紙
- クラッターのないイメージ用紙
- モノの入手（収集）イメージ用紙
- 練習用紙
- 個別目標用紙

アウトライン

- クライエントと一緒に治療目標を設定し，治療ルールを作成する
- イメージ・エクササイズを終える
- 改善を阻む障壁への対応として問題解決法を用いる

　本章では，治療計画を立案する手順を概説する。これまでにアセスメントの多くは終えており，クライエントのホーディング問題を理解するためのモデルも完成しているので，クライエントの治療目標を設定し，治療中にセラピストが担うルールを確立する段階である。クライエントが，所有物を整理しクラッターを減らし，モノの入手を制限することに関する考えと感情を明らかにするのに役立ついくつかのイメージ法の練習を筆者らは薦める。その後で，セラピストはクライエントのホーディング・モデルと治療方法を結びつけなければならず，これによりどのように問題に取り組み，治療をどのように進めるのかのおおよそが明らかになる。仕分け作業は，治療のほとんどの構成要素の基礎をつくる。これらには，(1)スキル・トレーニング，(2)認知療法の技法，(3)行動面の技法が含まれる。ホームワークはすべてのセッションで出され，通常セッション中に対応する。ホーディングのほとんどの人は洞察の深まりと動機は高まったり弱まったりするため，治療計画を立てるセッションでは，治療に対するクライエントの恐怖感を軽減し，治療に対する動機と信頼を高めることが目的となる。
　クライエントがコーチと一緒に行うことを決めた場合は，クライエントの希望とコーチ役の人の参加状態に合わせて，コーチにセッションの一部かすべてに同席しても

らい，治療中に必要なトレーニングを受ける。このセッション中に，クライエントにみられやすい動機の問題とそれに対しどのように働きかけるべきかをコーチが理解することから始めることが可能である。セラピストはコーチに対し適切な対応のモデル（手本）を示すことができる。コーチの役割は，クライエントが課題に集中するように支援する，感情面でのサポートを提供する，オープンエンド・クエスチョン（開かれた質問）を用いた問いかけと関心を示すことにより意思決定を促す，いらないモノを取り除くのを助ける，必要に応じてモノを入手しない外出に同伴する，などが含まれる。コーチにとってのルールは，セラピストのルールと類似している：口論を避ける，意思決定の肩代わりをしない，クライエントの許可なしにモノに触れたり動かしたりしない，いかに感じるべきかを伝えない，そしてコーチ自身の許容範囲を超える対応は行わない。

治療目標

　以下のものは，ほとんどのクライエントの関心に合わせた共通の目標である。
1．強迫的ホーディングに関する理解を深める
　セラピストもクライエントも，既に強迫的ホーディング行動に関する理解を深め始めており，所有物に対する考えや感情がこれらの行動に影響をおよぼすことを理解している。ホーディング症状を明らかにして理解できれば，モノを入手して保存したり，クラッターを仕分けする間にどうしても生じる不快感に耐える自信を高めることに役立つ。治療においては，改善に対する楽観性やエンパワーメントの感覚を高めるとともに，スティグマ，羞恥心，孤立感などの感情も軽減しなければならない。治療終結段階には，クライエント自身の適切な自己理解が早期に自身の状態悪化に関する警告サインに気づき，それらに対応する能力を高める点も伝えることができる。
2．生活スペースをつくる
　多くのクライエントと家族は，クラッターによって思うように生活空間が使えず，息が詰まるように感じている。生活スペースを回復することは，クライエントにとってほぼ普遍的で切実な願いである。この目標を達成するために，治療の初期段階では，クライエントがもっとも希望する生活空間を片づけることに努力が向けられなければならない。
3．スペースの適切な使用を増やす
　生活空間がきれいになったら，クライエントの生活スタイルとニーズに合わせ，生活スペースを本来の使用目的で用いることを可能にしなければならない。たとえば，台所の流し台は食事の準備に，台所のテーブルは食事を摂るために，居間は個人的あるいは家族がリラックスして活動をしたり来客を迎える空間に，プレイルームは子どもたちの遊びのために，寝室は落ち着いて眠れる場所としてクライエントは使いたいだろう。クラッターがなくなったら，すぐにこれらのスペースの利用可能性と使用目

的を考え，片づいた状態を維持する重要性を強調することが必要である。

4．所有物によりアクセスしやすいように整理する

多くの人にとって，自分が欲しいアイテムを仕分ける全般的な整理計画を立て，それに従うことは難しい。特に空間的整理に困難さをいだいているクライエントにとっては，これらのスキルを習得することによって，治療へのコンプライアンスをさらに高めることにつながる能力と自尊感情が高まることがよくみられる。セラピストとクライエントは，モノを保管するためにファイリング・システムと適切な場所を一緒につくっていく。

5．意思決定スキルを向上する

所有物を仕分けることに関する決断に時間を要するクライエントにとって，クラッターの中で見つけることの多いアイテムに関するオプションやカテゴリー数を制限することを学ぶことが通常役立つ。たとえば，書籍類は売却，保管，あるいはディスプレイの3つに仕分けられる。もちろん，一度仕分けたら，計画した場所にすぐに移動しなければならない。セラピストは，クライエントがより決断しやすくする最初の援助として，限定したカテゴリー数を提案する。この手順は，所有物の数多くの他のアイテムのタイプにも適応できる。

6．強迫的買い物やモノの入手を減らし，他の楽しい活動に代える

この問題をもつクライエントにとって，治療は経済的余裕がなかったり，効果的に使えるスペースや時間がないにもかかわらず，新しいモノを手に入れたい衝動をコントロールするのを助ける。モノの入手には，通常心地よさや喜びなどの強いポジティブ感情を伴うため，代わりになる楽しい活動を一緒に考えていくことも治療の重要な目標である。

7．所有物に対する信念を評価する

治療では，ホーディングの人にモノの保存と入手に関する信念の認識を促し，論理的ではないと判断した信念を変える認知的技法を用いることで支援する。同時に，クライエントは所有物に対する情緒的愛着に対応し，関連した回避行動を減少するスキルを学ぶ。

8．クラッターを減らす

不必要な所有物を手放すことは，多くのクライエントが治療に対し怖れることであるが，これは中心となる問題でないことが多い。整理することとモノの入手を減らすことで，生活スペースをつくる目標が達成されると，所有物の量は徐々に減少するが，追加されたクラッターの除去にはリサイクル，寄贈，売却，あるいは捨てることが必要である。多くの場合，望むアイテムを保持し保管するための個別ルールを立てた後は，モノを取り除くことによる不安は引き起こされにくくなる。

9．問題解決スキルを学ぶ

クライエントが前述した目標を達成しようとしているとき，問題は生じる。ホーディングに関する家族との喧嘩，仕分けるためのスペースのつくり方，浪費を防ぐための金銭管理などの問題解決スキルは，さまざまなホーディングの問題に用いることが

できる。
10. 将来のホーディングを予防する

　介入の重要な目標は，クライエントが将来のクラッターの蓄積を防ぐスキルを習得できるようにすることである。再発防止スキルには，目につくほどのホーディング症状の悪化を示す早期の警告サイン（思考，感情，行動）に気づくことが含まれ，既に学んだスキルの活用やセラピストへの相談がある。加えて，ホーディング症状への対応に費やす時間が短くなるので，ホーディングに使ってきた時間を代わりの楽しいあるいは建設的な活動に変えていかなければならない。

　これらの治療目標リストは『クライエントのためのワークブック』にもあるので，クライエントもこれらに再度目を通し，リストに沿って行うことができる。これらの目標を見直した後で，クライエントに"個別目標用紙"に記入してもらい，次週以降のセッションでの自らの目標を明らかにするのに役立てる。用紙の記入はセッション中でもホームワークの課題としてでも，どちらでも可能である。

治療ルール

　『クライエントのためのワークブック』の"治療ルール"に含まれている以下のルールは，クライエントが用いやすい方法とペースで確実に治療が進展することを意図している。また，これらのルールは，特にクライエントが自らのホーディング症状への対応において，自身のセルフ・エフィカシーを高めることを目的としている。

1. セラピストはクライエントからの明確な許可なしに，どのアイテムにも触れたり取り除かない

　重度のホーディング症状をもつ人たちのほとんどが，自分たちに相談することなく他の人が自分の所有物を処分するのではないかと非常に気にしている。これは，まさに処分を行うことによる支援という友人や家族の誤った努力によって悪化してきた可能性がある。そのため，クライエントがセラピストと真に協力的な信頼関係を築くことが治療の重要な目標となる。クライエントを助けたいセラピストにとって，モノを拾い上げたい衝動は非常に強く，クライエントの許可なしにモノに触れることは絶対にないというルールの遂行は，決して容易なことではない。しかし，もし両者が同意し，特にごみ箱に捨てたり，リサイクルのためであれば，セラピストはクライエントの求めに応じてモノを取り除くことを行うことができる。治療の後半でルールに沿って行うことがクライエントにもセラピストにも明確になった後で，アイテムの仕分けに関する決断をクライエントがセラピストに求めることもある。クライエントの強迫的汚染恐怖や確認行為を克服するためにエクスポージャーが必要な場合には，このルールの修正が必要になることがある。この場合は，エクスポージャーを目的に，特別にセラピストが触れてもいいようにルールを修正することをクライエントと話し合う

必要がある。クライエントの初期段階での恐怖感は，多くの場合，治療の進展とともにかなり軽減する。

2．所有物に関するすべての決定はクライエントが行う

　治療は，クライエントが自分の所有物の保存と整理に関し，適切な判断をすることを学ぶように計画されている。そのために，クライエントは整理をすることと意思決定を行うことを学ばなければならない。セラピストは，意思決定プロセスを通してクライエントを支援し，クライエントにとってほんとうに役立つと思われたときには時折アドバイスを提供する。しかし，クライエントの代わりに判断をして治療の重要な目標を邪魔することがあってはならない。友人や家族がクライエントを助けようとして今まで行った援助はこのルールを破っていることが多いので，クライエントは他の人がかかわってくることに非常に過敏になっている。

3．治療は系統立てて進められる

　もしアセスメントがすべて終わっていなければ，ここでクラッター状態のどこを，いつ，どのように仕分けるかの計画を立てる段階である。ほとんどのクライエントには，進捗状態が視覚的に明らかで動機を高めることになるため，部屋ごとに進める。しかし，クライエントのなかには，適切に仕分けや処分，保存する準備が整った類似したアイテムを種類ごとに，別々の部屋の特定の山積みから選ぶという，カテゴリーごとに分類する方法を選ぶこともある。一般的には，所有物の整理，仕分け，取り除きとモノの入手の減少は，容易な状態からより困難な状態に向けて行う。クライエントの好みと耐えうる状態に合わせて方法を選ぶと，すぐに観察可能な改善が得られやすく，整理のためのスキルもスムーズに学習されやすい。セラピストが問題になるあるいは不確実と考える方法をクライエントが強く求める場合は，クライエントの選ぶ方法で実験を行ってみて，うまくいかない場合には別の方法を考える。

4．所有物を仕分ける前に整理計画を立てる

　セラピストは，クライエントが保存することを決めたアイテムをどこに保管するかに関する明確な整理計画の立案を助けなければならない。多くのクライエントはカテゴリーをつくり過ぎてしまい，プロセスの中で混乱しがちである。仕分けにおいてカテゴリー数を限定しておくと，この問題を減らせる。そのため，多くのカテゴリーを必要とする書類や紙類に対応する前に，紙類以外のアイテムを先に仕分けることを筆者らは薦める。これに関しては，6章で詳細を述べる。

5．所有物を仕分けているときに，クライエントは考えを声に出して言わなければならない

　このルールは，セラピストとクライエントともに所有物の入手，整理，保存，取り除きに関する行動につながる信念と感情の理解に役立つ。声に出して言えば，クライエントが所有物の保存に関し理性的であることを意識するのに役立ち，問題となりやすい信念をどのように変えるかを学ぶことにも役立つ。

6．一度しか取り扱わない（OHIO：Only handle it once），あるいは最高二度までとする

　ここでの目標は，整理されていない1つの山積みから別の山積みの上にただ"リサ

イクル"される所有物の撹拌（まぜ返し）を防ぐことである。クライエントは，所有物の処理を最小限にすることによって，迅速かつ確実に決断することを学ぶ。しかし，アイテムを最終的に置く場所がきれいになるまで当座の場所に置かなければならないことが多いため，"一回"しか扱わないことはアイテムによっては可能でないこともある。クライエントが最終決定をすることができなくても明らかに改善している場合には，ある程度の柔軟な対応が必要である。

7．治療は柔軟に進める

　モノでいっぱいの家を整理することに伴う論理的な問題解決は，セラピストにとってもクライエントにとっても，柔軟性と創造性が必要である。1つのスペースの整理は，他のスペースでの保管の準備状態にかかっているため，停滞したときはセラピストによる問題解決が必要なこともある。

イメージ法と練習エクササイズ

　次に説明しているエクササイズは，治療に対するクライエントの動機を理解することを意図している。これらの課題はアセスメントとモデル作成段階の間にいつでも使え，治療への準備と目標設定にとって特に効果的である。筆者らは，最初にクラッター状態のイメージ法の課題を行い，その後クラッターのない状態と理想的な自宅のイメージ法の順序で行うことを薦める。イメージ法用紙の記入完成例と未記入用紙をp.58～59に掲載している。追加用紙は，『クライエントのためのワークブック』にも含まれている。本書のページをコピーするかTreatment That Work™のホームページの www.oup.com/us/ttw から複数の用紙をダウンロードして使用できる。

クラッターのイメージ法

　この課題によって，クライエントは自宅の現在クラッター状態にあるターゲットの部屋をイメージし，クラッターの状態と思考の特徴によって体験する不快レベルを判定するために，p.58の"クラッター・イメージ用紙"を用いて行う。クライエントは，台所やダイニング・ルーム，居間，寝室（時には，保管場所）などの重要な部屋を選び，用紙に記入しなければならない。そして，クライエントに目を閉じてその部屋の真ん中に立っている状態をイメージしてもらい，周囲のモノすべてをゆっくり見廻すように伝える。どのような光景であるかを語ってもらい，1分ほど待った後で，0～100スケールでイメージをしている部屋にいる不快レベル（「0」：まったく不快でない；「100」：今までもっとも強い不快感）を評価してもらう。0～100までのこのスケールは，感情と信念の強さに対する自己評価にも役立つことがこの後の治療でわかるだろう。イメージ化が難しい場合は，クライエントがイメージしやすいようなキュー（cue）として，自宅訪問時に撮影した部屋の写真を用いることを考えてみる。

　次に，イメージをいだいている間にどのように感じたか（感情）と何を考えたか

（信念）をクライエントに語ってもらう。感情には，ネガティブなもの（不安，怖れ，恥ずかしさ，羞恥心，罪悪感，嫌悪感，混乱，圧倒感，圧迫感，困惑，絶望感，落ち込み，欲求不満，気落ち）と，ポジティブなもの（幸せ，喜び，なごみ，快適さ，希望，自慢）も含まれる。これらの感情を用紙に記録してもらう。次に，考えについてたずねるが，短い文章で表現してもらい感情と識別するのを援助する。「これは醜い」「この滅茶苦茶の中で，何1つ見つけることはできないだろう」「ここには大切なモノが埋もれているに違いない」「これをきれいにするには，ほんの短い時間しかかからないだろう」などが一例である。クライエントが自分の考えを明らかにしにくい場合は，他の人はほとんどいだきにくいがこのクライエントに合うような考えを提案してみる（「ほんとうに心地よい部屋だと考えていましたか？」）。正反対のアイディアも，考えを明らかにするきっかけを提供する。モデル作成段階中では，イメージをいだいている間の感情と思考の記録は，その後のホームワークで必要となる自己観察と自己報告のモデルになる。

　最後に，イメージ法のエクササイズで学んだ思考と感情の結びつきと，変化のために重要な動機に関する情報をまとめる。以下に，その働きかけの説明の例を示す。

　　　クラッター状態の居間をイメージしたとき，これを見た人たちは○○さんを
　　　至らない人で，どうしてきれいにできないのかと考えるだろうと○○さんは
　　　考えました。これらの考えで○○さんは気恥ずかしく，みじめに感じました。
　　　これをきれいにすることを考えると圧倒されるようにも感じました。クラッ
　　　ターをきれいにするのを学ぶことで，○○さん自身をもっとポジティブに感
　　　じるようになるでしょうが，圧倒されるようにも感じやすいでしょうし，ク
　　　ラッターに取り組むことを避けたくなるでしょう。これは○○さんの状態に
　　　合っていますか？

　この要約は，クライエントのホーディング行動に関するモデルのいくつかの側面と治療中のクラッターへの取り組みにおける潜在的な障壁を，どのように解決していくかの話し合いを深めていくことにつながるかもしれない。

　もし，クライエントがイメージをいだいている間に不快感をほとんどあるいはまったく感じず，ポジティブな感情を強くいだくと語った場合は，次章の動機づけインタビュー法を用いて治療に対するクライエントの関心度を確認する（例：「これらのモノを周囲に置いておくことが嬉しいですよね。であれば，どうしてこの状態を変えないといけないのですか？」あるいは「自宅を今の状態に保つことのメリットが想像できると言われていますね。犠牲になったり失うことは何かありませんか？」）クライエントの中には，クラッター状態の生活スペースを好んでいる人もいるので，治療のために現実的な目標を立てるのを支援している間，このような好みのあることをこころに留めておかなければならない。図4-1（p.59）に，"クラッター・イメージ用紙"の記入完成例を挙げた。

クラッター・イメージ用紙

部　屋：＿＿＿＿＿＿＿＿＿＿＿＿＿＿＿＿＿＿＿＿＿＿＿＿＿＿＿＿＿＿＿＿＿＿

A．この部屋の現在のクラッター状態のすべてをイメージしてください．イメージの中で，部屋の真ん中に立ち，ゆっくりとすべてのクラッターを見廻してください．

B．クラッター状態にあるこの部屋をイメージしている間，あなたはどのくらい不快に感じましたか？　0～100スケールを使って，評価してください：0＝まったく不快でない，100＝今まででもっとも強い不快感

最初の不快レベル：＿＿＿＿＿＿＿＿＿＿＿＿＿＿＿＿＿＿＿＿＿＿＿＿＿＿＿＿

C．この部屋をイメージしている間に浮かんできたのは，どのような感情でしたか？

   1.　＿＿＿＿＿＿＿＿＿＿＿＿＿＿＿＿＿＿＿＿＿＿＿＿＿＿＿＿＿＿＿
      ＿＿＿＿＿＿＿＿＿＿＿＿＿＿＿＿＿＿＿＿＿＿＿＿＿＿＿＿＿＿＿＿＿

   2.　＿＿＿＿＿＿＿＿＿＿＿＿＿＿＿＿＿＿＿＿＿＿＿＿＿＿＿＿＿＿＿
      ＿＿＿＿＿＿＿＿＿＿＿＿＿＿＿＿＿＿＿＿＿＿＿＿＿＿＿＿＿＿＿＿＿

   3.　＿＿＿＿＿＿＿＿＿＿＿＿＿＿＿＿＿＿＿＿＿＿＿＿＿＿＿＿＿＿＿
      ＿＿＿＿＿＿＿＿＿＿＿＿＿＿＿＿＿＿＿＿＿＿＿＿＿＿＿＿＿＿＿＿＿

D．この部屋をイメージしている間にどのような考え（信念，態度）をいだきましたか？

   1.　＿＿＿＿＿＿＿＿＿＿＿＿＿＿＿＿＿＿＿＿＿＿＿＿＿＿＿＿＿＿＿
      ＿＿＿＿＿＿＿＿＿＿＿＿＿＿＿＿＿＿＿＿＿＿＿＿＿＿＿＿＿＿＿＿＿

   2.　＿＿＿＿＿＿＿＿＿＿＿＿＿＿＿＿＿＿＿＿＿＿＿＿＿＿＿＿＿＿＿
      ＿＿＿＿＿＿＿＿＿＿＿＿＿＿＿＿＿＿＿＿＿＿＿＿＿＿＿＿＿＿＿＿＿

   3.　＿＿＿＿＿＿＿＿＿＿＿＿＿＿＿＿＿＿＿＿＿＿＿＿＿＿＿＿＿＿＿
      ＿＿＿＿＿＿＿＿＿＿＿＿＿＿＿＿＿＿＿＿＿＿＿＿＿＿＿＿＿＿＿＿＿

クラッター・イメージ用紙

部屋： 　台所

A. この部屋の現在のクラッター状態のすべてをイメージしてください。イメージの中で，部屋の真ん中に立ち，ゆっくりとすべてのクラッターを見廻してください。

B. クラッター状態にあるこの部屋をイメージしている間，あなたはどのくらい不快に感じましたか？ 0～100スケールを使って，評価してください：0＝まったく不快でない，100＝今まででもっとも強い不快感

最初の不快レベル： 　90

C. この部屋をイメージしている間に浮かんできたのは，どのような感情でしたか？

　　1. 　圧倒される，どうしたらいいのだろう

　　2. 　不安

　　3. 　抑うつ的

D. この部屋をイメージしている間にどのような考え（信念，態度）をいだきましたか？

　　1. 　このひどい状態をどうきれいにすればいいのだろうか？　ここにあるすべてのモノに対応できるかどうかわからない。置く場所もまったくない
　　2. 　何をしていいのかわからない。夫はすごく怒っているし，わたしがこれをどうにかしないと離れていくと思う。子どもたちは，この状態を悪くするだけ。もしきれいにしなければ，子どもたちはひどくするだけ。これをどんなふうにとめればいいのだろうか？
　　3. 　絶対にやり遂げられないと思う。でも，これが起きないようにしなくてはならない

　　　　　図4.1　クラッター・イメージ用紙の記入完成例

クラッターのない状態（乱雑さのない状態：unclutter）のイメージ法

　　この課題は，所有物に対する感情と，治療中にクラッターを取り除くことによる影響を調べるために作成されている。p.61の"クラッターのない状態のイメージ用紙"を用いて，クライエントにクラッターのイメージ法で用いた同じ部屋を想像してもらい，今回はまったく散らかっていない状態をイメージするように伝える。室内のモノに何が起きたかという不安（例：「みんなどこに行ってしまったのか？」）をやわらげるために，クライエントが望むすべてのモノはそこにあるが，整理されそれぞれの場所に置かれていることをイメージするように伝える。鮮明なイメージにするために，整理された家具の上やきれいな床を含んだ部屋の一部を詳細に描写するように求める。最初は難しいかもしれないため，イメージをいだくために十分な時間をとり，イメージを語ってもらう。必要であれば，クラッターの中に何があるのかをイメージしやすくするために，クラッター状態の部屋の写真を用いることもできる。乱雑でない空間をイメージしたら，この部屋で行えることやレイアウトなどについてどのように考えるかを質問する。このイメージを1～2分いだいてもらい，不快レベルを0～100で評価してもらう。役立ちそうであれば，イメージをいだいている時間を延長する。

　　クライエントには，イメージをいだいている間にいだくネガティブな感情だけでなくポジティブな感情と考えを語ってもらい，これらを明らかにして用紙に書き込んでもらう。ソクラテス質問法（「それは興味深いですね，……知りたいです」）と，傾聴法（「……のようですね」）は，潜在的な信念を明らかにするのに役立つ。クライエントが信念（例：無駄にすることに関し）と感情（例：罪悪感や満足感）を結びつけるように援助する。アセスメントとモデル作成中，今までに語られた考えと感情の結びつきに関する質問はできるが，この段階では信念の修正を試みないことが重要である。クライエントが防衛的にならないように，真摯で関心を向けた問いかけに留意する必要がある（例：「以前に……と言われていましたが……。ここではそういう意味ですか？」）。動機を高めるために，「もしこの部屋が乱雑な状態でなければ，○○さんの生活を改善する方法はありますか？」とたずねる。必要に応じ，「台所の流し台の上のモノがなくなりきれいになったら，これが○○さんにはどんなふうに役立ちますか？」といったオープンエンド・クエスチョンで促す。図4-2に，"クラッターのない状態のイメージ用紙"の記入完成例を示した。

クラッターのない状態のイメージ用紙

部屋：＿＿＿＿＿＿＿＿＿＿＿＿＿＿＿＿＿＿＿＿＿＿＿＿＿＿＿＿＿＿＿＿

A．クラッターがなくなったこの部屋を想像してください。きれいになった表面と床，山のように積み上げられたモノのないテーブルの上，カーペットと家具しか置かれていないきれいな床を想像します。そこにあったモノがどこにいったのかは考えず，クラッターのないこの部屋をただイメージしてください。

B．クラッターがまったくないこの部屋を想像している間の不快レベルを，0～100スケールを使って評価してください：0＝まったく不快でない，100＝今まででもっとも強い不快感。

最初の不快レベル：＿＿＿＿＿＿＿＿＿＿＿＿＿＿＿＿＿＿＿＿＿＿＿＿＿＿

C．この部屋を想像している間に浮かんできた考えと感情はどのようなものでしたか？

　　　　1．＿＿＿＿＿＿＿＿＿＿＿＿＿＿＿＿＿＿＿＿＿＿＿＿＿＿
　　　　　＿＿＿＿＿＿＿＿＿＿＿＿＿＿＿＿＿＿＿＿＿＿＿＿＿＿
　　　　2．＿＿＿＿＿＿＿＿＿＿＿＿＿＿＿＿＿＿＿＿＿＿＿＿＿＿
　　　　　＿＿＿＿＿＿＿＿＿＿＿＿＿＿＿＿＿＿＿＿＿＿＿＿＿＿
　　　　3．＿＿＿＿＿＿＿＿＿＿＿＿＿＿＿＿＿＿＿＿＿＿＿＿＿＿
　　　　　＿＿＿＿＿＿＿＿＿＿＿＿＿＿＿＿＿＿＿＿＿＿＿＿＿＿

D．クラッター状態でないこの部屋で，今あなたが行えることを想像してください。あなたが好きなようにこの部屋をアレンジしたときに，どの程度心地よく感じるかを想像してください。あなたの考えと感情を書いてください。

　　　　1．＿＿＿＿＿＿＿＿＿＿＿＿＿＿＿＿＿＿＿＿＿＿＿＿＿＿
　　　　　＿＿＿＿＿＿＿＿＿＿＿＿＿＿＿＿＿＿＿＿＿＿＿＿＿＿
　　　　2．＿＿＿＿＿＿＿＿＿＿＿＿＿＿＿＿＿＿＿＿＿＿＿＿＿＿
　　　　　＿＿＿＿＿＿＿＿＿＿＿＿＿＿＿＿＿＿＿＿＿＿＿＿＿＿
　　　　3．＿＿＿＿＿＿＿＿＿＿＿＿＿＿＿＿＿＿＿＿＿＿＿＿＿＿
　　　　　＿＿＿＿＿＿＿＿＿＿＿＿＿＿＿＿＿＿＿＿＿＿＿＿＿＿

E．このようにこの部屋をイメージしている間に，どのくらい不快に感じましたか？（0＝まったく不快でない，100＝今まででもっとも強い不快感）

終了時の不快レベル：＿＿＿＿＿＿＿＿＿＿＿＿＿＿＿＿＿＿＿＿＿＿＿＿

クラッターのない状態のイメージ用紙

部屋： 台所

A. クラッターがなくなったこの部屋を想像してください。きれいになった表面と床，山のように積み上げられたモノのないテーブルの上，カーペットと家具しか置かれていないきれいな床を想像します。そこにあったモノがどこにいったのかは考えず，クラッターのないこの部屋をただイメージしてください。

B. クラッターがまったくないこの部屋を想像している間の不快レベルを，0〜100スケールを使って評価してください：0＝まったく不快でない，100＝今まででもっとも強い不快感。

最初の不快レベル： 50

C. この部屋を想像している間に浮かんできた考えと感情はどのようなものでしたか？

  1. それは空っぽに見える—ここにあったモノがどこにいったのか心配しないでいるのが難しい。
  2. 子どもたちは，また散らかすだろう。
  3. 夫はこの状態が好きだろう。

D. クラッター状態でないこの部屋で，今あなたが行えることを想像してください。あなたが好きなようにこの部屋をアレンジしたときに，どの程度心地よく感じるかを想像してください。あなたの考えと感情を書いてください。

  1. この部屋の色がいつも嫌いだった。ずっとしたかった黄色に塗れる。カーテンが必要だ。かなり以前に購入して，たぶんまだどこかにあるだろう。
  2. 動く先々にある大量のクラッターがなくなり，家族全員で朝食をこのテーブルで食べることができる。
  3. また，料理ができるし，料理本を使える。

E. このようにこの部屋をイメージしている間に，どのくらい不快に感じましたか？（0＝まったく不快でない，100＝今まででもっとも強い不快感）

終了時の不快レベル： 25 興奮する感じが少しあった。

図4-2 クラッターのない状態のイメージ用紙の記入完成例

理想の家のイメージ法

　　クライエントは理想の家（完璧な家ではない！）を部屋ごとにイメージすることで，治療目標も明らかにできる。イメージする家は，現在住んでいて，クライエントがもっとも満足感が得られるようなレイアウトができるものでなければならない。クラッターのない状態のイメージに苦痛を伴う場合には，特に効果的である。この課題は，セッション中でも自宅訪問中でも行える。理想の家のイメージをいだいている間に，家具がどこに置かれ，見えるところに置かれるアイテムは何で，容易に取り出すためにどこに片づけるかなどの詳細を語ってもらう。クライエントによっては，部屋ごとに家具や他のアイテムの配置図を書いてもらうホームワークが効果的であるかもしれない。多くのクライエントは，クラッターのために部屋をどのようにアレンジしたいのかを考えたことがない。治療が進むなかでかなりのクラッターがきれいになっていくと，理想の家のイメージ・エクササイズは，実際に生活空間をアレンジすることに広げていくことができる。

モノの入手（収集）のイメージ法

　　クライエントに，ホーディングに影響をおよぼすモノを入手する典型的な場面をイメージするように求める。がらくた市や店のセール，きれいなアイテム，あるいは無料配布など，すぐに遭遇し抵抗しにくい場面の1つを選んでもらう。イメージでは，アイテムを手にしないで見ているだけであることを伝える。1分程度の沈黙の後，「それを手に入れたい衝動はどのくらい強いですか？」（0～100スケールを用いる：0＝手に入れたい衝動はまったくない，100＝抑えられない衝動）と「それを見ていて，どのような考えが浮かびますか？」と質問する。イメージしたこれらの場面の簡単な記述とともに，p.64の"モノの入手（収集）イメージ用紙"に書き込む。次に，二度と手に入れることができないアイテムを手に入れないで，その場を離れること（入手する機会を失う）をイメージするように伝える。イメージをいだくために1分ほど待ち，この新しいイメージに対する不快レベル（0～100）とこの場を離れることに伴う考えをたずねる。考えが出やすいように「ほんとうにいい買い物の機会を失うように思いましたか？」のような質問が使える。他には，「大切な機会を失う」や「これを手にしないと完璧とは感じられないだろう」がある。モノの入手（収集）に関し特に強い動機と思われることや，クライエントのモデルの中のホーディングにつながる重要と思われる要因についてコメントする。クライエントにとって苦しいイメージをいだくことが難しければ，クライエントがイメージしたアイテムを購入している他の買い物客のような，より現実的なイメージをいだきやすいように，その場面を構成している要素を加えることもできる。図4-3に，"モノの入手（収集）イメージ用紙"の記入完成例を示した。

モノの入手（収集）イメージ用紙

あなたが手に入れたい強い衝動をいだきやすい状況をイメージしてください。イメージの中では，対象となるアイテムを拾い上げずに，ただ見ているだけにしてください。あなたがイメージした場所とアイテムを以下に書き込んでください。
_____
_____

それを手に入れたい衝動の強さを評価してください：0＝手に入れたい衝動はまったくない，100＝抑えられない衝動。

手に入れたい衝動の強さ：_____

この場面をイメージしている間に，どのような考えが浮かびましたか？
1. _____
   _____
2. _____
   _____
3. _____
   _____

その場面を，もう一度イメージしてください。ただし，今度は対象となったアイテムを手にしないでその場を離れることをイメージしてください。イメージをいだいている間，どのくらい不快であったかを0～100スケールを使って評価してください。

不快レベル：_____

対象となったアイテムを手に入れないことに役立つと思われるどのような考えでもリストアップしてください。
1. _____
   _____
2. _____
   _____
3. _____
   _____

対象となったアイテムを手にしないでその場を離れることに，現在どのくらい不快に感じるかを0～100スケールを使って評価してください。

不快レベル：_____

モノの入手（収集）イメージ用紙

あなたが手に入れたい強い衝動をいだきやすい状況をイメージしてください。イメージの中では，対象となるアイテムを拾い上げずに，ただ見ているだけにしてください。あなたのイメージした場所とアイテムを以下に書き込んでください。

・わたしの大好きなブティックの中。わたしのサイズにピッタリの素敵なハイヒールを見ている。

それを手に入れたい衝動の強さを評価してください：0＝手に入れたい衝動はまったくない，100＝抑えられない衝動。

　　　　　　　　　　　　　　　　　手に入れたい衝動の強さ：　　100

この場面をイメージしている間に，どのような考えが浮かびましたか？

1. ほんとうに素敵で，わたしのサイズにもピッタリだし，お買い得。買う必要がある。
2. 自分にお金を使うべきじゃないけど，これを今買わないと次に来たときには売れてしまっているだろう。
3. このハイヒールに黒と白のスーツを着て教会に行ける。

その場面を，もう一度イメージしてください。ただし，今度は対象となったアイテムを手にしないでその場を離れることをイメージしてください。イメージをいだいている間，どのくらい不快であったかを0〜100スケールを使って評価してください。

　　　　　　　　　　　　　　　　　　　　　　　不快レベル：　　30

対象となったアイテムを手に入れないことに役立つと思われるどのような考えでもリストアップしてください。

1. 今お金を全然もっていない。
2. 靴は何足ももっているし，この色の靴も何足かある。
3. わたしよりもこれを必要としている他の人のために残しておくべきだ。

対象となったアイテムを手にしないでその場を離れることに，現在どのくらい不快に感じるかを0〜100スケールを使って評価してください。

　　　　　　　　　　　　　　　　　　　　　　　不快レベル：　　70

図4-3　モノの入手（収集）イメージ用紙の記入完成例

写真エクササイズ

　ホーディングがひどくなっている人たちの多くは，クラッター状態の家に住んでいることに慣れてしまっているため，クラッターに気づかなくなっている。これは，回避という防衛機制の1つか，ただ慣れているだけかもしれない。自宅の写真を見てショックを受けるクライエントもいる。これは，写真によって自宅があるべき状態でないというクラッターを異なる視点から見る機会になっていることを示している。クライエントによっては，自宅の写真を見ることで，自分の問題を認識し，クラッターへの対応を行う動機を維持することに役立つ。初回の自宅訪問の後で，部屋ごとの写真を見直し，写真に対するクライエント自身の反応を振り返ってもらう。問題の重症度の認識を高めるとともに，変化への動機づけを高めるために適切なので，これらの反応を細かく調べる。

実　験

　治療開始当初，クライエントはアセスメントを終える前に頻回に治療の開始を求める。治療を始めるためには特定の課題を設定し，今後直面する困難さを理解してもらうことが重要である。"実験"は，クライエントが不快感にどのくらい耐えうるかを判断するのに役立つ。クライエントの信念を確かめるための妥当なテストを提供し，問題に対する援助の必要性をアセスメントするために，クライエントと一緒に実験の課題をつくらなければならない。モノを手放すこと（あるいは，モノの入手に対する衝動への抵抗）に対するクライエントの能力に一切の期待をもたずに，実験を計画しなければならない。もっとも重要なことは，提供される情報であり，クライエントが実際に行う行動ではない。

　欲しくないモノを仕分けて処分することはできるが，時間がないからできないと考えているクライエントには，これが事実か否かを判断するため，中等度の不快感をいだくアイテムを手放し（捨てる，リサイクル），その後の数時間と数日間の感情の変化を『クライエントのためのワークブック』の"練習用紙"に記録するように求める。まず，開始時にどのくらい苦痛であるかを0〜10スケール，あるいは必要に応じ0〜100スケール（0＝苦痛はない；10/100＝もっとも強い苦痛）で評価してもらい，選んだアイテムを処分した後に（あるいは，モノを手に入れない実験をしている場合は，手に入れないとき），再評価してもらう。その後，10分ごとに，あるいはセッションで他の話題に移り話し合いを続けている間に，苦痛レベルの測定を続けてもらう。苦痛レベルが低減したら，クライエントに下がった状態に視点を向けてもらい，終了時にクライエントに実験結果をまとめるように求める。苦痛レベルの低減がゆっくりであったりまったくみられない場合は，実験を2日目や3日目に延長し，苦痛の習慣化についてクライエントが結論づけるのを援助する。図4-4に"練習用紙"の記入完成例を示した。

　この簡単なエクスポージャーは，後の仕分け段階での直接的エクスポージャーにおけるクライエントの反応に関し，ある程度の情報を提供してくれる（7章参照）。モ

ノを失うことに早く慣れるクライエントもいるが，苦痛を軽減するための時間や認知面への働きかけをさらに要するクライエントもいる。この実験は，クライエントの特定の仮説を検証するために，後で用いる行動実験の内容も提供してくれる。何1つ手放せないクライエントであっても，この体験はセラピストにとっては必要となるかもしれない働きかけをアセスメントするのに役立つ。セッション中の練習後に，クライエントに"練習用紙"を用いて，自宅で似た行動実験を自分で行うように求める。

練習用紙

A. 手放すか入手しない対象とするアイテムは何ですか？　　**古い2冊の雑誌を処分する。**

　　最初の苦痛レベル（0＝まったく苦痛はない，100＝もっとも強い苦痛）　　　**50**

B. あなたは何をしましたか？（入手しなかった，ごみにした，リサイクルに出した，他の人にあげた，その他）

　　　　　　　　　　　　　　　　　　2冊とも，リサイクル用の箱に入れた。

　　苦痛レベルの評価（0〜100）

10分後	45
20分後	30
30分後	20
40分後	5
50分後	0
1時間後	0
翌日	0

C. この練習や実験から得られた結論：**やってみてそんなにひどいことじゃなかった。最初は雑誌の中に何か必要な内容があるんじゃないかと怖かったけど，しばらくしたら，雑誌はどうせ古いし，今はそれがなくても別段困らないだろうと判断しました。それで，処分してもいいと思いました。**

図4-4　練習用紙の記入完成例

モデルに結びつける方法

　　効果的と思われるイメージ法エクササイズを行ったら，クライエントのホーディング行動モデルと治療方略を結びつけることが重要である。治療全体をとおし，オフィスと自宅でのクラッターの仕分けは多くの治療方法の基礎となる。治療方法には，(1)注意の焦点化，整理，意思決定，問題解決に関するスキルの習得，(2)認知的歪みと信念を検証し修正する認知療法，(3)感情体験の習慣化と回避行動を減らすためのエクスポージャーが含まれる。通常モノの整理のためのスキル・トレーニングから始めて，仕分け段階にこれらを適用する。その後は，エクスポージャーの中に認知療法の方法を用いることが一般的である。他のスキル・トレーニングは，クライエントのニーズと治療の進み具合に応じて用いられる。図4-5に，3章で述べた脆弱性，情報処理プロセスの問題，考えと信念，感情，行動の問題を明らかにするために用いる方法を示した。これらすべての方法は，セッション間のホームワークにかかっており，ホームワークの課題としてクライエントが独りでできるようになるまで，セラピストは自宅やモノを入手する場所でクライエントと時々過ごし，エクスポージャーを促進することを考える。以下に，クライエントの問題と治療方法とをどのように結びつけるかのやりとりを示した。

やりとり場面

　　Th ：〇〇さんの治療計画と関連することについて話し合いましょう。

　　Ct ：どんなふうにしたら今の状態を治せるのか疑っています。わたしは圧倒されてしまいそうなたくさんの問題をかかえているように思います。

　　Th ：〇〇さんにとってはそんなふうに思えるんですね。ただ，実際〇〇さんの状態は，わたくしたちがお会いしているホーディングの問題をかかえているほとんどの方々の非常に典型的なもので，これらの問題にかなり有効ないくつかの方法があります。〇〇さんのモデルをみて，ホーディング状態が続いていることに何が関連しているかを1つずつ明らかにしていきましょう。

　　Ct ：わかりました。少なくとも方法があると聞いて嬉しいです。

　　Th ：まず，"情報処理プロセスの問題"として話し合ってきた，注意の焦点化，意思決定，整理から始めましょう。これらは，それぞれが関係していると思われます。そのため，通常最初にモノを整理するスキルから始めて，次にモノを仕分けているときに手元の課題に集中する方法に移ることがもっともやりやすいと考えています。そこで，十分に包括的な整理計画を立て，どこに何を，どれとどれを一緒にすべきかについてかなり細かく決めていきます。

　　Ct ：う〜ん。それをする必要があるのはわかりましたが，モノを整理する場所がまったくない状態で，それはどのようにできるんですか？

　　Th ：その通りですね。これはチャレンジですね。実際は問題です。そのため，それ

それのモノをどこに置くかを決めたら，一緒にそれらをそこにどのように移動するかのアイディアを考えて，いくつかのきちんとした問題解決をします。治療中に時々必要になるでしょうから，いくつかの問題解決のやり方をお教えします。[クライエントがこのチャレンジに積極的に取り組めるように強化する]○○さんが言われることは，まさにそのとおりです。クラッターを仕分けする前に，それがどういうことかをはっきりさせることが最優先事項です。

Ct ：そうですか。じゃ，次に何を？

Th ：○○さんの整理計画に合うようにモノを仕分けることから始めて，仕分けながら計画を少し修正したり，課題に集中する問題に対応していきます。仕分けに取り組み続けるのに何が役立つかも見えてくるでしょう。○○さんが試してみたらいいのではないかと思うことがありますから，そのときになったらお伝えしたいと思います。

Ct ：どのくらいやるのですか？

Th ：たぶん，今後の数回のセッションですが，整理計画を立てるのにどのくらい時間を要するかによります。

Ct ：わかりました。無理がない感じですね。

Th ：整理計画を立てたら，かなりの仕分けをしますが，実際これが治療の中心的な活動です。○○さんがここ（オフィス）と自宅で仕分けている間，わたくしは○○さんが考えていることをきちんと一緒に確認し，その考えが○○さんにとって道理に合っているかどうかを判断します。そのため，もし○○さんのモデルに挙がった脆弱性に視点を向けたとしても，クラッターとモノを手に入れ続けることに関連する信念と脆弱性が結びついていることは既にわかっています。これには認知療法を使って一緒に取り組んでいきます。

Ct ：それは何ですか？

Th ：認知療法は，○○さんが仕分けたり，何かを手に入れようとしたときの感情に影響をおよぼす考えを明らかにしたときに既に使い始めています。次の段階は，○○さんの信念が道理に合っているときとそうではないときを判断するのに役立つように，わたくしが○○さんに質問をします。代わりの信念を考え，それらが特定の状況で道理に合っているかどうかをみていきます。たとえば，○○さんが仕分けているときに湧き上がってくる「知っておく必要がある」や「無駄」に関する思いについて話し合います。それと，仕分け中に時々みられる抑うつ状態に役立つ認知療法も使うことができます。

Ct ：わたしの感情とは何ですか？　モノを仕分けるのは不安になるし，罪悪感もいだきます。

Th ：そうですね。モノに関し違うように考え始めると，感じ方も変化し始めます。○○さんの感情のほとんどが，所有物や何かを購入することに関する考えをいだいた直後にみられていたのをおぼえていますか。今日行った実験で，あるモノを処分した後に，○○さんがどのように感じたかを振り返ったことに少し似

ていて，その感情が適切であるかどうかを確認することで，恐怖感を軽くすることができます。○○さんは不快な感情をいだいていましたが，30分後には不安は軽減しましたよね。何か難しいことでも何度も繰り返し練習すると，通常このようになります。［この段階でのクライエントはモノを処分するためのエクスポージャーが必要である理由をまだ理解していないため，セラピストはエクスポージャーについては話し合うことを避けるべきである］

Ct ：そんなにたくさんのことを今やれるかどうか自信がありません。

Th ：そうですね。そのため，整理するスキルと認知療法から始めて，その後で進めていくなかで仕分けとクラッターを取り除くことをもっともっとやっていきます。時間を要しますが，だんだんやりやすくなっていきますし，実際，○○さんは行っていることについての心配が減っていくので，モノの仕分けのために判断するのも速くなります。

Ct ：はい，わかったと思います。整理をすることから始めて，やっていくなかでわたしの考えと他のことに取り組んでいくんですね。

Th ：その通りです。どのくらいかかるかをはっきりと言うのは難しいですが，相当のクラッターがありますから，6か月かもう少し長くかかるように思います。

Ct ：へぇ〜，この問題がない状態は何年もなかったように思います。少なくても20年以上続いているし，数か月だったらたいしたことないと思います。

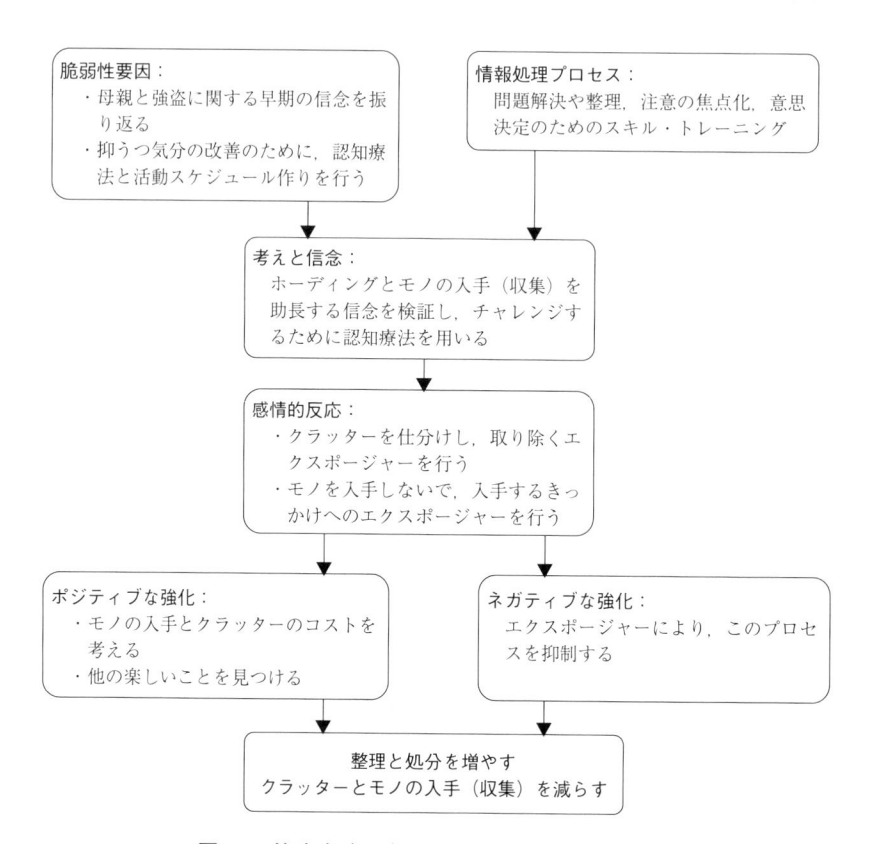

図4-5 治療方略を含んだホーディング・モデル

回復への問題解決の障壁

　改善に向けて高い動機をもっている人であっても，回復していく過程で障壁を体験することがある。また，ホーディングへの対応を特に難しくするいくつもの要因がある。いくつかの障壁は個人的なもので，うつ病や不注意傾向の問題，強迫性障害の他の症状，健康面での問題，圧倒されるような感情などがある。他にはサポート不足，問題をどうにかするようにとの周囲からのプレッシャー，多忙なライフ・スタイルによる仕分けるための時間不足などの外的な要因もある。6章で概説している問題解決法を用いて，クライエントと一緒にこれらの問題を明らかにしていく。筆者らの臨床経験では，問題はほとんど解決可能である。

大うつ病性障害

　前述したように，重度のホーディングの問題をもつ人たちの最高3分の1程度までが大うつ病性障害も併存している。うつ病は，食欲低下，睡眠困難，無気力やほとんど何に対しても動機が低いなど，かなり重症なこともある。特に，最近大切な何らかの喪失体験をしている人にみられやすい。うつ病を発症している場合で（例：食欲低下，睡眠障害，エネルギーの低下），臨床的には滅多にみられないが自殺願望がみられる場合は，追加した精神医学的診断をした方が望ましいだろう。

　ほとんどの場合，中等度のうつ病はクラッターとホーディング行動の改善に伴い回復する。うつ病には，薬物療法や認知行動療法が効果的なこともある。うつ病への対応として，エクササイズや社会的活動を増やすようにアドバイスすることもできる。どのような活動でも始めるのは容易ではなく時間を要するが，気分の改善には効果的である。回復プログラムに必要な活動は，気分の改善に影響をおよぼすが，改善に伴い気分がよくなるまで，クライエントが活動を続けるように自身を多少強引にでも仕向けていくことも必要である。抑うつ状態は過度のポジティブなコメントを受け入れにくくするため，治療の早い段階での課題達成に対し目立たない賞賛をする。このような状態でなければ，活動を行うことを強く薦めることが役立つだろう。

強迫性障害の症状

　ホーディングの問題に強迫性障害の症状が伴うクライエントもいる。みられやすいものは，モノを処分することで何らかのミスをおかすのではないかという恐怖感と，処分しようとしている紙類とモノに関する過剰な確認行動がある。筆者らのクライエントの中には，汚染恐怖（例：汚れ，ばい菌，化学物質）と，心配しているモノに触れた後で洗浄行為をする人もいる。アイテムを思うように配置する対称性と順序に関する行動は，整理する活動をしにくくする。強迫性障害の症状を呈している場合は，恐怖対象となる状態やアイテムへのエクスポージャーや洗浄，確認，順序どおりに並べる儀式を防ぎ，これらの恐怖感に対する理性的な信念に変えることに焦点化した特

定の働きかけを加える計画を立てる。これらの方法は，重度の強迫性障害をもつ場合はホーディングに対する治療の前に，それほど強迫性障害の症状が支障にならない場合にはホーディングへの治療中に用いることができる。強迫性障害に対する認知行動療法の導入の仕方に関する詳細は，Kozak & Foa（1997）の"Mastery of Obsessive Compulsive Disorder：A cognitive-behavioral approach, Therapist Guide"（日本語訳なし）が参考になる。

注意散漫

　ホーディングに伴う他の問題に，ホーディングだけでなく，あらゆる課題に対する注意散漫や集中を持続することの困難さと時間の管理がある。クライエントの中には自らこの問題を認識しており，過活動を伴ったり伴わない注意欠如障害（attention deficit disorder：ADD）の診断を受けている場合もある。注意に関する問題は，ホーディング状態にある程度関連している。アセスメント段階で収集した情報を再検討し，6章で概説している方法を治療で用いる。加えて，"(Safren, S. A., Sprich, S., Perlman, C. A., & Otto, M. C., (2005). Mastering your adult ADHD: A cognitive-behavioral treatment program：坂野雄二監訳．（2011）．『大人のADHDの認知行動療法　セラピストガイド』，日本評論社)"も参考になるだろう。

盗癖・万引き

　滅多にないが，クライエントの中には店で万引きしていることを共有することがある。あるクライエントは，ほとんどの日を店内で過ごし店員が交流源になっていたため，店員が親しく接してくれないときに蔑視されたように感じた。その結果としていだいた怒りが，店内の小物を万引きすることにつながった。この人の万引きの原因を明らかにすることが，店員の行動に関する判断を再評価し，盗みを必要とする状態をやわらげるのに役立った。もちろん盗癖は危険な行動だが，この行動が非合法的ですぐにでも止めなければならないと考えているクライエントを非難すれば，問題解決や信頼関係の構築を台無しにする。代わりに，クライエントが出来事の一連の流れを分析するのを助けることで，万引きをしないための方略の作成につながる。

非難に対する過敏性

　ホーディングの多くのクライエントは，ホーディング行動に関し他の人から非難されるという長い生活歴をもち，非難の意味を含むあらゆることへの過敏性が高くなっている。特に社交不安障害やうつ病を発症しているクライエントは，セラピスト（や他の人）のクライエントに対する見方を短絡的に結論づけやすいため，セラピストの発言に対するクライエントの受け止め方に特に留意しておかなければならない。共有されていない問題があるのを疑った場合は，「時々，わたくしの発言で腹が立ったり傷つく人がいます。このようなことが起きたときはいつでも，わたくしに言ってくださることがとても大切です。それによって問題が解決できますから」と伝え，クライ

エントにフィードバックを求める。このような話し合いは，さまざまな思考スタイルと知覚した非難に対する実際のエビデンスを検証し，認知の歪みを修正する機会をもたらす。

　ホーディングのクライエントは，特に初回の自宅訪問中の非難に過敏で，なかでもセラピストが何年もの間自宅の敷居を越えてこなかった初めての人である場合は特に強い。これらのクライエントが自宅訪問を延期することには，たとえクライエント自身が援助を求めてきていたとしても，他の人からの非難に対する強い恐怖感をおそらく反映していると考えられる。最初の自宅訪問中は，重症度に関係なく事実に即した状況への対応として，自宅の状態に対するあらゆるネガティブなコメントは避けなければならない。

怒　り

　治療のある時点で，クライエントが何年もの間避けてきた嫌悪感を強くいだく課題とセラピストを結びつけ，怒りをいだくことを心積もりしていくことが必要である。これは，仕分けセッションやクライエントが独りで対応していて非常に不快な状態のときに生じやすい。怒りは非難に対し防衛的になりやすく，疑惑と誇大妄想傾向があるクライエントに特にみられやすい。以下の点は，クライエントの怒りが正当かどうかにかかわらず，怒りへの対応の可能なステップを含んでいる。

1. クライエントの感じ方と攻撃されているように思うことが，相手が意図的あるいは悪気があって行っているのか否かを明らかにするために質問をする。
   「〇〇さんが動揺していることが伝わってきます。何がこのように感じることにつながっているかについて話してくださいますか？」
   「今週，このことが頭から離れませんでしたか？」
   「〇〇さんをこの状態にしたわたくしを怒っているんですね？」
   「わたくしが意図的に意地悪くしていると感じましたか？」
2. クライエントの発言を受け入れ要約し，セラピストのとらえ方が適切であるか否かを確認する。
   「では，〇〇さんがおっしゃったことをわたくしがきちんと理解していれば，〇〇さんは，前回のセッションの終了時にわたくしから攻撃され非難されたと感じたので，腹を立てていると言われていると思いますが，間違いないでしょうか？」
3. ミスを認め，短く謝罪する。クライエントを非難したり，感情への解釈を加えたり，不適切であることを暗に含んだ対応をしてはならない。なぜなら，これらは効果がなく，クライエントとの間にさらに距離をつくることになるからである。
   「〇〇さんの気持ちが動揺するような言動をとったこと，申し訳ありませんでした。〇〇さんの考えにチャレンジをしたときにミスをしたのだと思います。〇〇さんをもっと理解をするためにさらに質問をすべきでした。これはわたくしのミスです」

4. クライエントの準備状態が整っていれば，認知の歪みを含めて怒りや不満の原因について理解を深める。たとえば，ある女性は，全か無かや過剰な一般化を含んだ数多くの認知的歪み（7章参照）を用い，非難がほのめかされることや彼女自身のミスを自分の不十分さ以上に完全な敗北者と結論づけていた。彼女自身のよい部分に関するコメントは無視し，セラピストが彼女を認めていないと，即結論づけていた。セラピストはソクラテス質問法（8章参照）を用いた。

「わたくしが○○さんを非難していると思ったんですね。わたくしは，○○さんのいい面もいくつか申し上げましたが，これらをおぼえていますか？」

「興味深いですね。これらを非難されたと考えたのはどうしてでしょうか？　ポジティブなコメントを言われると，どのように感じられますか？」

「いいことに関してもこのようにされますか？　○○さんが何かをうまく行ったときもそうですか？」

「○○さんにとって「まずまず」と思われる基準はかなり高いようですが，それをどのくらいの頻度で満たせますか？」

5. 仮説を立て，確認する（8章の行動実験を参照）。たとえば，完璧主義傾向のあるクライエントで，他の人からネガティブな評価を受けていると感じている場合は，以下のように質問してみる。

「わたくしか○○さんの身近な人が，○○さんのことを非難していると思い怒りをいだき始めた次のときに，実験をしてみませんか？　相手に○○さんのことを非難しているかどうかたずねられますか？　これは，○○さんが自分に対しどのくらい頻回に厳しくしていて，他の人がほんとうに非難しているのか，あるいは○○さんが他の人が非難していると思っているのかを明らかにするのに役立ちます。この実験をするときは，○○さんに正直に言ってくれる人にたずねる必要があります」

「1つの失敗で○○さんが敗北者であるかどうかを確認する実験をすることができます。今週，小さなミスをして，○○さんのそれ以外の部分をいい部分として感じ続けることができるかどうかをみてみることを計画できますが，いかがですか？」

圧倒されるような感情体験

自宅の多くの部屋が過剰なクラッターで天井までモノでいっぱいな状況に直面しているクライエントは，この状態に対応していく見通しに圧倒されるように感じやすい。問題が大き過ぎるので，どのように，どこから始めていいのか，改善はありえるのかを考えることも困難である。このため，先延ばし（procrastination）とホームワークの課題を回避することになりやすい。クライエントの非常に強い感情について話し合い，課題をシンプルにステップごとに組み立てることで援助する。課題が難し過ぎるときやネガティブな感情が湧きあがってきたときには，すぐに共有するように求める。

ソーシャル・サポートの必要性

　　回復を妨げる障壁には，クライエントの努力に対し他の人からのソーシャル・サポートが不足していることがある。筆者らの経験では，ホーディングの問題をもつ多くの人たちは，自分たちだけで回復することが非常に難しい。他の人が部屋の中にいることは，たとえやりとりが最小限であっても，不快な感情を軽減するための感情面でのサポートを提供してくれる。他者の存在は，気が散りやすいクライエントには注意を逸らさないことにも役立つ。ポジティブな強化を提供してくれ，誰かの訪問がわかっているだけでも強い動機づけになることもある。クライエントの努力を邪魔することなく，落ち着きを提供してくれる人を選ぶようにクライエントを助ける。サポーティブな家族や友人が助けてくれる場合は，ホーディングにおけるさまざまな要因の情報と2章で示したように何をして，何をしないかについての特定のガイドラインを提供する。1～2回の自宅訪問中にセラピストがクライエントとどのように接しているのかを観察してもらうことで，適切な対応の仕方がもっとも伝わりやすい。

　　家族をコーチ役や援助者とすることの留意点を以下に挙げる。家族にコーチや援助者になってもらうことが難しいことを，筆者らは見出している。長期化している非難と"支配する"パターンを壊すことは家族にとって困難であり，治療の支障にもなりやすい。セラピストが明確な教示とモデルを示しても，クライエントの所有物を内緒で捨てるのを抑えられない家族もいる。残念なことに，友人や他の援助者でも同様のことが起きる。家族や他の人が治療に参加する場合には，このような問題を考慮しておかなければならない。

感情体験の回避

　　クライエントの中には，感情に触れないようにして，実際に感情を体験することなく，早計に意味を要約する人がいる。これは信念と感情に関する質問に対し自らの即時反応を語らないために問題になり，語られる意味は実際の中核信念を理解するよりも，むしろ合理化を反映しているかもしれない。この問題への対応の1つとして，質問されたときに最初に頭に浮かんだことを話してくれるように伝え，心地よくないものであっても感情に気づくことに働きかける。

珍しい信念

　　ホーディングの問題に関し滅多にない信念をきくことが時折ある。クライエントの何人かは，死に対する恐怖感を示す。ある高齢の女性は，「神は，ひどく乱雑で汚い場所でわたしが死ぬことを許さない」と語った。自宅をきれいにして，クラッターを取り除いたら，彼女は死を迎えるときと結論づけていた。別の高齢のクライエントは，自宅をきれいにすることは，老人ホームに移ることを意味すると語った。同様に，何年にもわたって何もしなかったクライエントがクラッターを取り除き始めたとき，人生も含めたすべてのことに対する関心を失うことへの恐怖感を語った。これらの恐怖感は，比較的スムーズに進んできた後に，クラッターを減らしていくことに突然拒否

することにもつながった。

　このような状態には，セラピストは問題の原因を明らかにして，誤った信念を修正するために認知面での方法を用いることができる。しかし，これらの信念の修正にはクライエントの準備が整うまで，取り組まないことが重要である。たとえば，「利用価値があるかもしれないモノを処分するのは浪費である」という信念は，責任感がありいい人であるというクライエントの自己イメージの一部を反映しているかもしれない。これらの考えにチャレンジすることは，クライエントのとらえ方を尊重しないセラピストとして不信感を高めやすい。クライエントに何を信じ，どのようにそれを結論づけたのかをたずねるが，信念が機能的なライフ・スタイルにどのように結びつくかに焦点化した問いかけをすることが必要である。

特定の留意点

　徹底的な方法を使って，クラッターの取り除きを計画している行政機関や市当局関係者が最終通告を持って来たり，家族から別居をすると脅されているために，すべてかほとんどのクラッターを差し迫った期限までに取り除かなければならない状態に直面しているクライエントがいる。これらの場合は，仕分けセッションで，他の人たちへの対応をクライエントがどのようにするかを明らかにするために，集中的な対応が必要になることもある。自宅でのクライエントとのセッション時間を延長することを考慮することが求められる。仕分けを助けてもらうために，専門業者を雇うことを求めるクライエントもいる。セラピストの別のオプションとして，友人，家族，専門家ではない人や学生の補助者をトレーニングして，仕分けと運搬を手伝うこともある。クライエントが同意して，モノを取り除く決断の練習ができるようであれば，専門の運搬業者を雇うことも選択肢の1つである。クラッターにかなりの量の人や動物の排泄物が含まれており，自宅内で働く人の健康被害をおよぼす場合には，清掃業者は絶対必要である。

　筆者らは，ホーディングの問題に対応するセラピスト自身がかなりの不満をいだくことを警告しておく。クラッターの改善は，最初はなかなか進みにくいため，変化に対し忍耐強く楽観的であり続けなければならない。治療の初期における作業のほとんどは，単にクラッターを減らすことではなく，所有物に対する信念と愛着を変えることに費やされることを留意しておかなければならない。クラッターは信念と感情的な反応の現れである。クラッター状態に視点を向け過ぎ，所有物に対する態度と行動の変化に充分に視点を向けないと治療は停滞するだろう。

ホームワーク

　この段階でのホームワークの課題は，クライエントの自己学習課題と治療で役に立つ自己観察スキルを高めると同様に，情報を整理することに充てる。ホームワークが重要であることを強調する働きかけは，以下のように行う。

　　もう1つお伝えしたいことは，○○さんに毎週ホームワークをするように求めることです。ホームワークの課題は，話し合って○○さんが行うことを同意されたものです。一度同意したものは，行ってくださることを期待しますが，もし行わないときは何があったのかを話してください。これはとても大切なことです。というのも，セッションは週1回だけですし，セッションの間にホーディングに関して多くのことをしていただかないと効果的に対応していけません。○○さんにとってこれは簡単なことではありません。ほんとうにやっていきますか？

　上述の最後の質問は，次章で説明している動機づけインタビューに関連している。初期段階での熱意が治療が進むなかで，変化への動機と努力が弱まるという共通の問題に対処するのを助けることを意図している。

　以下に，この段階における目標の設定と治療計画に関し推薦されるホームワーク課題の一例を示す。

- クライエントに目標を考えてもらい，『クライエントのためのワークブック』の"個別目標用紙"に記入してもらう。

- ホーディング・モデルを細部まで仕上げるのに役立てるために，モノの仕分けや処分している間，そしてアイテムを手に入れようとしている間にいだく考えと感情をモニターするように指示する。

- 『クライエントのためのワークブック』の"練習用紙"を用いて，クライエントの信念を確かめるための行動実験を行ってもらう。

5章　動機を高める

アウトライン

■ 治療に対する態度がアンビバレントなクライエントに対し，動機を高める方略を用いる。

　強迫的ホーディングに対する効果的な治療における2つの主要な障壁は，問題の重症度に対する洞察の欠如と，問題解決に対する動機の低さである。4章では，治療計画について概説するなかで，洞察の低さとクラッターを減らすことに関しアンビバレントな思いを明らかにするのに役立つ4つのイメージ法エクササイズを説明した。本章では，動機面での問題を明らかにする方法とこれらを解決するさまざまな方略のアウトラインを示している。これらの介入のいくつかは，William Miller & Stephen Rollnich（2002）の"Motivational Interviewing：Preparing People for Change"（松島義博・後藤恵訳『動機づけ面接法』，星和書店．（2007））に書かれており，効果の検証が十分に行われている動機づけインタビュー法に基づいている。セラピストがこの本を読み，付録のトレーニング用ビデオテープ（日本語訳にはない）を視聴することを筆者らは強く薦める。本章では，筆者らが効果的であることを見出したそれ以外の動機を高める方略を説明している。その中には，問題解決スキル，他者による自宅訪問，行動実験を含んでいる。

　本章で概説している方法は，改善への障壁となるアンビバレントな思いをクライエントが表出したときは，いつでも用いられなければならない。セラピストは，クライエントが変化に対し関心を示し，計画されたことを積極的に行っていくまで，セッションの時間すべてを動機づけに費やし，1つかそれ以上の方法を実際に適用してみる。動機を高める方法を用いて2～3回のセッションを充てても，ホーディングの問題解決に対する願望を明らかに示さない場合には，ホーディングの問題の認識を促す他の方法を探す。たとえば，家族に公衆衛生や住居環境の問題，高齢者虐待や無視などに関することを市当局などに相談するのを薦め，クライエントが規則を順守したり，動機づけを高めるのに役立てる。

洞察と動機レベルの評価

　クライエントによってホーディング症状の重症度が異なるように，治療でこの問題

に取り組んでいくための洞察と動機もさまざまな状態で開始される。以下に，治療に必要となる動機を高めるための一般的な3つのカテゴリーと対応を概説した。

洞察のないクライエント

　ホーディング行動が不適切であることに周囲と意見が合わず，他の人たちにとっては明らかな問題を認識しないクライエントが時折いる。特に，公衆衛生の健康上の問題，児童や高齢者あるいは動物の無視を含む虐待がみられる場合には，家族，社会福祉機関および行政機関によってこのようなクライエントは通常リファーされる。時には，行政指導に基づき一定の期限以内に自宅をきれいにすることが法的に強制されていたり，罰金を科せられていたり，整理をすることを裁判所から命じられていることもある。これらの介入は，通常クライエントにとって非常にトラウマティックであるため，このようなリファーラルを受けたセラピストは，健康面と安全性の問題が重度で即時の整理をしなければならない状態でない限り，クラッターをなくしきれいにするために長い時間を確保する調整を最初に行う必要がある（少なくとも3か月，多くは6か月が望ましい）。健康面と安全面での基準を満たすことを支援することが，クライエントにとってはフェアでなくてもセラピストの役割であることを伝えながら，改善に対する動機づけの方法を用いてすぐに始めなければならない。実際，これらの強制や要求は，洞察のないクライエントにとって，変化には即時的な意味しかもたないだろう。動機づけインタビューは治療の最初から終了まで必要となるが，クライエントがモノの整理，仕分け，取り除きを始める準備が整う前に，動機を高めるために2～3回のセッションを要することを心積もりしておく。

洞察はみられるが抵抗感を示すクライエント

　多くのホーディングの人たちは自分の問題を認識しているが，治療に対しアンビバレントである。これは，今までに善意のある家族に干渉され，クライエントの許可なしに無断でモノを捨てられていたり，問題に対する課題の大きさにただ圧倒されているためである。家族によって無理やり治療に来させられているクライエントは，クラッターをなくす目標に取り組むことが難しく，口先だけの反応を示す可能性がある。これらのクライエントには，治療過程でコントロール感を感じやすくするために，動機づけの方法が特に役立つ。重度のホーディングの問題をもつほとんどの人たちは，この状態で長い間生活を送っているので，これ以外の生活スタイルをイメージしにくく，周囲のクラッターにも気づかない状態ですらあることも忘れてはならない。治療のためにもっとも妥当な目標を提案するために，クラッターやモノの入手の問題のために何ができないか（例：調理，入浴，必要アイテムの購入）をたずねることを検討する。治療の初期段階でクラッターを処分する必要性を提案することは，動機の混乱につながる可能性がある。信頼関係を築くために動機づけの方法を用いて，早い段階

でモノの仕分けに対する努力がある程度うまくいくと，クライエントは目標達成のためにクラッターを取り除く次の段階に進みやすくなる。

洞察があり動機も高いがノンコンプライアンスのクライエント

ほとんどではないが，ホーディングへの治療を希望する多くのクライエントは，所有物の処理に関する決断に直面すると，動機が低下しやすい。クライエントの考えは，生活スペースをつくっていくことで得られるメリットから，対象となるモノとその意味を失うことに向けられる。クライエントにとってもっとも困難なことは，ほとんどが自分でモノを手放す（例：捨てる，リサイクル，売却，寄贈）ことを決めることである。そのため，ホームワークの実施は，クラッター状態のコントロールにおいてうまくいっていることを揺るぎなくするために極めて重要な要素である。これらのクライエントには，動機づけの方略が常に必要ではないが，個別の目標と価値を時々強調することが，セッション間のホームワークの確実な実施を続けるのに役立つ。

動機に対する外的・内的障壁への取り組み

治療に取り組むクライエントの動機に影響するさまざまな要因には，適度なプレッシャーとクライエントを心配する他者からのサポートの欠如（特に，独り暮らしの人たち），自宅への訪問者のなさ，家族からの有害レベルの非難，重度の抑うつ状態がある。このなかでも，家族と友人はサポートにも障壁にもなりうる。1章で述べたように，強迫的ホーディングの人たちは独り暮らしをしていることが多く，他者との結びつきが弱く，なかには社交不安障害を併存していたり依存的な対人関係をもつ場合もある。これらの状態は治療対象としないが，ホーディングを容認しない他者との交流不足が，問題に対する洞察と改善への動機を低める。これに関連することとして，訪問者があると自宅を片づける傾向である"訪問者効果（visitor effect）"の機会を失うことがある。多くの人にとってこれは強い動機になるため，最初はセラピストが，その後は，可能な限り早急にサポーティブな家族と友人による定期的な自宅訪問を計画することを筆者らは薦める。加えて，クライエントの自宅で定期的にグループ形式のセッションをもつことが成功につながることも筆者らは見出している。

ホーディングに対し不満をいだいているパートナーや家族からの要請で治療に来たクライエントの動機の問題については既に言及したが，パートナーの中には別居すると脅し，クラッターと強迫的買い物を対人関係の葛藤の武器に用いる人たちもいる。これらの問題は，積極的な治療を始める前に，動機づけの方略を用いて，クライエントが家族のためではなく，クライエント自身のために行うという目標を明らかにしなければならない。

多くのホーディングのクライエントにとって自宅にいるのは不快な体験であるため，可能な限り自宅で過ごさないような生活を送っている。これらの場合は，自宅で過ご

す時間を延ばすために，特に楽しいことを行う方略を立てることが重要である。

　ホーディングのクライエントは，ホームワークをやり遂げる障壁として疲労感と健康面での支障を訴えることが多く，クラッターを取り除く課題への嫌悪感と大変さがこれらに影響をおよぼす。このようになった場合は，ケース・フォーミュレーションに条件づけされた回避行動を含める。これらには，体力問題へのアプローチと同じように対応する。たとえば，あるクライエントは，治療の初期段階では15分だけで疲れ切っていたが，徐々に練習を増やして2か月後には，休憩なしに1時間以上取り組むことができるようになった（Frost, Steketee, & Greene, 2003）。

　重度の抑うつ状態にある場合は，ホームワークをするエネルギーがなかったり，クラッターへの対応に関する決断の不快さに耐えにくいだろう。気分が動機の障壁になっている場合は，ホーディングの問題のアセスメントと治療計画を立てる間に，うつ病への直接的な治療を検討し（例：薬物療法，認知療法），気分の改善がみられるまで，重要なホームワークを課題に出したり，クラッターを仕分けて取り除くことへの取り組みを控える。

クライエントの体験の理解

　ほとんどのホーディングのクライエントは，ホーディング行動を変えることに対しアンビバレントな感情をいだいている。たとえば，一方ではホーディングによって引き起こされる問題を認識していても，もう一方では新聞などの収集したモノを処分しないことに明確で強い理由をもっている。クライエントのほとんどが，他の人の支援の試みに対しネガティブな経験をもっていることが多い。これらは，「ただそれを捨てなさい」といった，モノを処分することに関し説き伏せられるやりとりである。しかし，この見解にはクライエントのアンビバレントな状態は考慮されておらず，援助者はモノを処分する理由を主張し，クライエントは自分の意見を譲らず所有物を保持する理由を主張するという口論が確実に起こる。進捗状況は，このやりとりですぐに立ち往生する。そのため，セラピストがアンビバレントな状態に対し異なる対応をとることは極めて重要である。ここで概説している動機づけインタビューの方略は，最初にクライエントのアンビバレンスを明らかにして，その後解決することによってクライエントの防衛をやわらげることを目的としている。

アンビバレンス（両価性）の明確化

　セラピストは動機づけの方法を用いる前に，クライエントがアンビバレントであることをこころに留めておかなければならない。アンビバレンスを示す以下の言語的および行動に注意を払わなければならない：アンビバレンスを示す言語的サイン―執拗

な不満と他の話題に話し合いを逸らす，口論；アンビバレンスを示す非言語的サイン；セッションへの遅刻やキャンセル，アポイントメントを"忘れる"；ホームワークをして来ない；改善しているにもかかわらず落胆する．

執拗な不満と他の話題に話し合いを逸らす

　　クライエントは，他の人のことや取り決めやルールに対し繰り返し不満を訴える．たとえば，「このままでの生活がどうしてできないのかわかりません」「誰にも迷惑はかけていません」「市はそんなことをする権利はありません」などの発言である．ある女性はいつも話が脇道に逸れ，セッションは生活の中で接する人たち（家主，娘，同僚）への不満を語ることに費やされていた．クライエントのホーディングの問題への対応に関する彼女の関心をたずねると，治療目標の変更を必要とする他の問題の解決により関心が高いと語った．

　　この問題の異なる形には，ホーディングの問題に取り組むよりも，理解しようとしているセラピストに合わせようとするクライエントがいる．ホーディングがなぜ生じたのかをクライエントが理解するのを支援することは大切であるが，これにかなりの時間を費やしている場合は，治療可能な症状の改善を妨げる．骨折した例が効果的である：骨折の治療をまず行い，その後，骨折が繰り返されるのを予防するために原因を明らかにする．この説明をしてから，ホーディング症状を改善するという目標の中核から外れる繰り返される「なぜ」質問に対応する．

口　論

　　セラピストの発言や薦められたホームワークに挑んでくるクライエントがいる．たとえば，「それは，意味をなさないです．わたしが欲しいモノをそこにいるときに手に入れないで，どうやっておぼえていればいいんですか」といった発言である．このように発言するクライエントの中には，完璧主義や，コントロールをしたがる，あるいはクラッターを除去したりモノの入手を少なくするのがクライエント自身の目標であると納得していない自己愛的な傾向と関連していることがある．口論は協働作業の欠如のサインであり，動機の確認が不可欠である．

アンビバレンスの非言語的サイン

　　ため息や集中しない，よそ見をすることは，非言語的行動の一例であるが，治療に対するアンビバレントな状態であったり，セラピストの発言に対する不快さを示すサインの一例でもある．ある男性は語られた問題に対しセラピストがいくつかの対処法を提案しているときに，聞き取れるくらい大きなため息を吐いた．これは，男性がセラピストの提案を払いのけ，応じないことを明らかに示している．このような場合には，その場での活動をやめて，クライエントのため息の意味が何であるのかをたずねたり，セラピストとのやりとりに対し満足していないのではないかという仮説を伝える．

セッションへの遅刻やキャンセル，アポイントメントを忘れる

いつもではないが，治療の妨げとなる行動は，クライエントが変化へのコミットメントと自信を高める前に，アンビバレントな状態をクライエント自身が明らかにするのを援助する必要のある動機の問題を反映している。このパターンがどうして起きるのかについて吟味する場合，他の可能性も考慮しておく必要がある。強迫性障害の儀式行為や不十分な計画など，他の問題のためにセッションのアポイントメントを守れないときもある。これは，サイコセラピーのアポイントメントを守れないだけでなく，他のミーティングの時間（例：診察の予約，仕事上での会議など）を守れないことも示している。この場合は，問題解決方略（6章参照）が役に立つ。ホーディングに取り組むために必要なエネルギーと時間に重くのしかかる他の問題のために，セッションの日時設定が原因の場合もある。この場合には，不規則なセッション時間の設定を避け，努力を無駄にせず，不安定な改善を避けるために，日程を延ばしたスケジュールの再設定を行う。治療やセラピストと過ごすことが不快なクライエントもいる。毎セッションの終了時にクライエントからのフィードバックをルティーン化し，懸念や心配事などを語ってもらい共通理解をしなければならない。もちろん，セラピストはこれらの非難を受け入れ，解決に向けた対応をしなければならない。

ホームワークをして来ない

もっともみられやすい問題の1つに，適切な改善のためのホームワークを不十分にしかして来ないことがある。たとえば，「練習のために店に行く時間がありませんでした」「仕分けるのに時間をつくるのが大変でした。他の人と時間を過ごし，翌日のために準備をしたいことがありました」「抑うつ的になったり不安になりたくなかったから，友だちと一緒に忙しく過ごしました。仕分ける時間がほんとうになかったんです」などの発言がきかれる（動機の障壁に関する前述の箇所を参照）。この先に進む前に，治療の進行を妨げるこれらの行動に対し，動機づけの方法と問題解決法を使って解決することを筆者らは薦める。

改善しているにもかかわらず失望する

特に抑うつ状態や完璧な基準をもっていたり，大量のクラッター状態のために少しの変化では効果の進展がわかりにくい場合には，改善を無視してネガティブにとらえるクライエントがいる。ここで概説している動機づけの方法に加え，新しく撮影した写真とベースラインの写真を比較して，たとえどんな小さな変化でもクライエントがわかるようにすることを筆者らは薦める。

動機を高める方法を裏づける前提

　　Miller & Rollnick（2002）は，動機づけインタビューをさまざまな技法のパッケージというよりも，方向づけととらえている。このアプローチは動機を高めるために，"クライエントの体験ととらえ方を尊重するパートナーシップ"（Miller & Rollnick, 2002, p.35）という協働関係を必要とする。これは，クライエントの強さを引き出し，知識に基づく選択をする権利と能力を有するクライエントの自律性を想定している。この方法の明確な前提を以下に述べる：

- 変化への動機を引き出さなければならない：他の人から動機を押しつけられることはできない。友人や家族から強制されたために治療を始めたクライエントは，治療を行えばもっとよくなるとクライエント自身がまず決意しなければ行動の変化は生じにくい。

- 変化に対するアンビバレンスが明らかにされておらず話し合われない場合は，ノンコンプライアンスと共通した目標の欠如となり，治療での活動やエクササイズ，話し合いが次第に行われなくなる。

- クライエントの仕事は，アンビバレントな状態を明らかにすることであり，セラピストはクライエントがアンビバレンスを表出し，アンビバレンスのすべての側面を明らかにするのを援助することである。多くのホーディングのクライエントは，ホーディングが問題をもたらしていることを認識しており，変化への願望を表出する。しかし，大切にしている所有物を実際に処分する課題に直面すると，動機は消失してしまう。所有物を失うことへの恐怖感を克服するために，クライエント自身の目標と価値観を用いたお膳立てをして，アンビバレンスについて話し合うことを助ける。これは，改善を妨げる特定の信念を明らかにすることにも役立つ。

- 直接的説得は逆効果で，避けなければならない。指示的あるいは権威的スタイルも効果的ではない。代わりに，認知療法のソクラテス法（8章参照）に沿って，アンビバレンスを引き出すために思慮深く注意して対応すべきである。

- 変化への準備状態は，セラピストとアンビバレントなクライエントの間の対人関係で整いやすい。家族と友人から選択の自由を無視されてきたクライエントは，援助者の意図に対し疑惑の念をいだきやすい。信頼関係の構築には長い時間を要するが，絶対になくてはならない。

- サイコセラピーは，専門家と受け手の関係ではなくパートナーシップである。セラピストは，クライエントの代わりに意思決定も責任を負うこともできない。むしろ，セラピストとクライエントは治療への障壁を理解し，クライエントが賢明な決断をすることを学んでいくのを支援するために一緒に取り組まなければならない。

動機を高める4つの原則（Miller & Rollnick, 2002）は，上述の前提と一貫している：

- **共感の表出**：クライエントに敬意を表し，理解し，共通した目的をつくっていくためには，アンビバレントな状態がまったく自然であることへの傾聴を必要とする。
- **矛盾を明らかにする**：変化への動機づけは，現在の状態がクライエントの個別目標と価値観の間での差異があるというクライエントの気づきから生じる。セラピストがこの認識を高める働きかけをすることで，クライエントが自らの問題を認識し変化に対する独自の意見を表出するようになる。
- **抵抗をやわらげる**：抵抗に対し論じたり直面化する代わりに，抵抗をクライエントの個別的信念に基づきこの状況に対する最良の対処をしているととらえる。セラピストは，クライエントに新しいとらえ方を語るように問いかけ，クライエントが解決法を明らかにする主要な資源（resource）と考える。クライエントの抵抗は，セラピストが異なった対応をすることへのサインとなる。
- **セルフ・エフィカシーの維持**：クライエントは，自分が問題をもつことを認識するだけでなく，それに対し何らかのことができると信じなければならない。クライエントの能力に対するセラピストの信頼は，クライエントが行動変容を選択し成し遂げることを予言し，クライエントの自己実現を実行する。

動機を高める方略

4章で動機を高めるいくつかの方略として，イメージ法エクササイズや目標と価値観の設定などを筆者らは推奨した。次に述べる実践的方略は動機づけを目的にしており，主に洞察のないクライエントを対象にしているが，洞察はあっても周期的に動機が弱まるクライエントに対しても効果的である。方法は Miller, Andrews, Wilbourne, & Bennett（1998）と Miller & Rollnick（2002）を修正改変したものである。これらの方法の目標は，クライエント自身が以下のことに関しはっきりと言語化することである：

1. 問題の認識
2. 自らの行動に対する懸念
3. 自らの行動に対し何らかのことをする意図
4. 変化への可能性に対する楽観視

これらの目標は，以下に概説したさまざまな方略を用いて達成できる。セラピストはすべてのやりとりにおいてクライエント自身が選択肢をもち，コントロールできることを強調する必要があることをおぼえておかなければならない。

オープンエンド・クエスチョン（「何が」「なぜ／どうして」「どのように」を用い

た問いかけ）は，クライエントが自分自身について語ることを促す。たとえば，「何が治療を始めることを決めたのですか？」「クラッターが○○さんの手に余っていると考えるのはどうしてですか？」などである。

　感情や思考の反映に基づく発言（質問ではない）は，クライエントの発言を聴いたり，クライエントの反応に気づいたことを示し，クライエントが理解されたと感じるのに役立つ。傾聴に基づく発言には，繰り返し，言い直し，言い換えがあり，特に感情（「○○さんは，それが好きではないんですね」「これらは○○さんにとって大切なんですね」）と，考え（「娘さんに邪魔されたくないんですね」）に関し行う。これらの後で，オープンエンド・クエスチョンとそれに伴うやりとりが続く。

Ct　：［責任をとることを回避している］きれいにしても，モノがそこにあります。どうしてこうなるのかわかりません。

Th　：○○さんは，テーブルの上にモノを置いても，それをしていることに気づいていなかったんですね。それはいつ起きますか？

　Miller & Rollnick（2002）が述べているように，複雑な反映（complex reflection）はクライエントの発言に伴う思考と感情に関し的確な推測を加えたり，「一方では△△と感じても，もう一方では，○○さんは……」というように，アンビバレンスに対する直接的なコメントとして二側面を明らかにしていく。「……のようですが」といった不必要な表現を用いず，クライエントの思考と感情，行動に対しセラピストの直接的な発言を Miller たちは薦めている。セラピストはそのための練習が少し必要であるが，クライエントが自身の体験を的確に検討するのに役立つ強いコメントとなる。

　クライエントの数分間の語りを要約することは，クライエント自身が自ら発言したことに対し見方を広げるのに役立つ。セラピストの要約は，特定の視点を強調することができる。要約は，簡潔でなければならず，一方的に決めつけたり不必要な変更もしてはならない。たとえば，「○○さんは，家主さんが文句を言ってきたことにひどく腹が立っていて，○○さんの問題を大げさにしていると思われるんですね。○○さんは廊下と居間をきれいにするのに精一杯取り組んできましたが，○○さんが考えていたあるいは家主さんがくれた以上の時間を要するのですね。○○さんは家主さんとご家族に引き下がって欲しいし，クラッターの解決は自分で確実にできると思っているのですよね」と伝える。これらに続き，オープンエンド・クエスチョンの「これらすべてをどのように考えますか？」と問いかける。

　クライエントの感情や苦悩，達成したことへの尊敬を含んだセラピストの真の感情に基づくサポーティブで感謝の念が込められた発言は，クライエントのセルフ・エフィカシーを支持する。たとえば，「○○さんは，他の人のニーズを理解していて，非常に思慮深いですね」や「○○さんは，会社ではかなり計画的で，相当優秀な問題解決者ですから，自宅でこれを行うことを学んでいかれるでしょう」などの発言である。

　喚起的質問（evocative questions）は，クライエントが自らの問題を認めたり，心配を表現したり，変化に対する思いと改善への自分の能力に対する楽観性に関する自

己表現をするために用いられる。また，これらの質問はクライエントがホーディングの影響について話し合うことをオープンエンド・クエスチョン以上に促す。たとえば，「○○さんのパートナー（妻や夫）には，これはどのように影響していますか？」「クラッターは○○さんが生活の中で価値を置いていることにどのようにフィットしますか？」「○○さんができるだろうと考えてうまくいったことは何ですか？」などである。クライエントが動機に関しためらいがちに発言をしたときは，「自分の一部を諦めないといけないように感じるのに，どうして変えたいのだと思いますか？」といったほぼ逆説的な問いかけによって動機を高めるのに役立てる。

　ホーディングの長所と短所を明らかにするために，通常ホーディングのポジティブな面とネガティブな面の両方を明らかにする質問が用いられる。以下の一連の質問を参考に考えてみて欲しい：「値札セールのどのような点が好きですか？」「他には何がありますか？」「買い物をそんなにするのをやめるための理由は何でしょうか？」「これらのモノをすべて所有することのあまりよくないことは何ですか？」。これらの質問はクライエント自身でホーディングの長所と短所を考えるのを促す。しかし，クライエントがそれとなく語ったことについて問いかけた方がうまくいくこともある。たとえば，「使いたい金額以上を使ってしまうと話されましたが，これは損失ですか？○○さんは，実は使い過ぎていないのかもしれません」のように問いかける。他の質問の流れとして「○○さんの自尊心が損なわれているとおっしゃったことで思いつきました。それはほんとうですか？　○○さんにとって，これはどのくらい重大なことですか？」などがある。

　説明を求めることは，クライエントが問題行動のネガティブな結果の詳細について語ることを促すことを意図して用いられる。たとえば，「○○さんはモノを探していることは時々無駄な時間を過ごしていると話されました。クラッターが○○さんの時間をどのように奪うのかの具体例をきかせてくださいますか？」と質問する。他の人に文句を言われると語ったときは，「これはその人たちの主となる心配ですか？」とたずねる。ホーディング行動の変化について詳細に語ってもらうことは，特に変化に対するコミットメントを高めることに効果的である。

　極端な対比を用いて，ホーディング行動への取り組みで起こりうる気乗りしないことと，取り組むことによるベネフィットの詳細を明らかにするのを試みる。たとえば，「今までと変わらずにいることで生じうる最悪なことは何でしょうか？」「本気でこの問題への対応をわたくしとやっていこうと決めた場合，どのようなことが起きると考えますか？」「変化に伴う最良のことは何ですか？」などが一例である。

　将来を楽しみにして待つことと過去を振り返ることは，クライエントが自分自身を将来や過去に投影することに伴う懸念を明らかにするのに役立つ。たとえば，「5年後について考えてみると，どのような生活になっているといいですか？」「この問題に取り組むのに時間を費やすことを○○さん自身がコミットしたと考えてみてください。○○さんの夫婦生活にとってどのような意味をもちますか？」などの問いかけである。この方法は，自分の問題に関し他責の念をいだきがちなクライエントにとって

特に効果的である。過去の振り返りは，ホーディングが大変な問題ではない期間をもつクライエントにだけ役立つだろう。たとえば，「問題が始まる前に感じていたことと現在の状態を比較してみてください。以前の〇〇さんの生活は，どのようなものでしたか？」などの問いかけである。

リフレーミング（reframing）は，出来事のポジティブな側面を強調することによってクライエントのとらえ方を変えることを意図して用いられる。クライエントのアンビバレントな感情を明らかにもする。たとえば，「〇〇さんがモノを集めていることに対する奥さんの小言に対し，いまだにいらついていますが，〇〇さんにとっては，ほんとうに心配なことなんですね」と問いかける。

"変化声明（change talk）"は，クライエントの変化に対する願望，能力，理由，ニーズ，コミットメントの声明である。Miller & Rollnick（2002）が述べているように，クライエントが口論をやめる，落ち着いている，より穏やかに見える，悲しみを表出するときは，多くの場合，変化に対し準備が整っていることを示す。治療で何が期待できるかに関する質問をすることもある。クライエントが変化に対しためらいがちな発言をしたときには，「次に何をしたいですか？」「〇〇さんの最初の目標は何だったでしょうか？」などの簡単な質問をして，変化へのコミットメントと自身の能力に対する自信を高めることに働きかけることができる。

クライエントの自己選択を強調することは，動機を高めるために極めて重要である。クライエントと一緒にクライエントのもつすべての選択肢と，モノの整理と入手，手放すことに対するすべての選択と意思決定を明らかにしなければならない。セラピストは，共鳴板として機能するが，所有物に対する決断は絶対に行わない。

議論のネガティブな見方をとることは，ホーディング行動を守ることが習慣化している人の防衛の緩和に役立つ。たとえば，「これら全部を所有している（購入する）ことをほんとうに楽しんでいますが，どうしてこれを変えたいのですか？」といった質問である。「これは〇〇さんにとってどのくらい大切ですか？」「これをすることができると，〇〇さんはどのくらい自信がありますか？」といった質問をとおして，セラピストは注意深く関心を表出する。

変化の重要性と変化に対するクライエントの自信の評価は，変化声明を強めるための別の方法である。ホーディングの問題を変えることの重要性を，10段階スケール（0＝まったく重要ではない，10＝非常に重要である）で評価してもらう。さらなる変化声明を促すために，評価した点数を選んだ理由をたずねる。高い点数であれば，どうしてそんなに重要であるのかを短く質問する。3か4の低めの点数であれば，それ以下の点数を選ばなかった理由をたずねる。代わりに，スケールの3や4から8になったら何が起きている必要があるのかをたずねることもできる。同様の手続きで，変化できることに対する自信の強さについて続けて質問することもできる。そして，クライエントの声明を要約し，次のステップについて問いかける。たとえば，「それは今，〇〇さんをどのような状態にしますか？」「現段階で，ホーディングについて何を考えていますか？」「次のステップは何ですか？」「ホーディングは〇〇さんの将

来のどこにフィットしますか？」などである。これらの話し合いをとおし，クライエントが自分の状況について積極的に語ることにポジティブにコメントする。クライエントがこころを変化に向かわせ，変化を生み出すことができるというセラピストの確信を伝えることもできる。

　治療に関する意思決定を促すために，クライエントが何をしたいのかについて決めるのを支援するとき，クライエント自身の知恵をセラピストは借りることができる（例：「〇〇さんの経験に基づくと，何が起きると考えられるか教えてください」）。クライエントのコントロール感と許容範囲を広げるためにいくつかの選択肢を提示する（「〇〇さんは，何がもっとも大切なことであるのかを決める必要があります。自宅に持ち込むモノを減らすか，所有物の整理と仕分けをするか，あるいは何を処分するかを決めることができます」）。クライエントが表出する好みを尊重するセラピストは，自身の意見を提案する前に，クライエントから提案する許可を得るだろう。

変化に対するクライエントの動機づけへの働きかけで避けること

　セラピストは，クライエントが治療に同意した主要な理由がホーディング症状ではないだろうと，早まった焦点づけをすべきではない。広い視点から始め，その後焦点化していく。説き伏せることは避けなければならない。変化を擁護する議論は，クライエントをより防衛的にするだけである。また，問題のレッテル貼りも避けなければならない。クライエントが問題をもつことを認めたり宣言する必要はなく，ただ変化に対して関心を示すことだけが必要である。クライエントによっては，他の人も同様の苦悩を体験していることを知ることになる正式な診断を受けることが役立つ場合もあるが，"ホーディング"という用語の使用は，動機を高めたり治療が成功することには必要ではない。クライエントが役立つことを示したときのみラベルを用いる。加えて，非難は避けなければならない。ホーディングの問題を発症したことは誰の過失でもなく，確実に多くの要因が関連している。セラピストは，両親や同胞，他の人などに対して，クライエント側に付くこともすべきではない。というのも，そうすればクライエントはこれらの人を守らなければならなくなるからである。クライエントの語りをただ聴くことと，本章で述べてきた方略を用いることが最善のことである。

　動機づけインタビューの重要なルールは，多くの問いかけを行わないことである。一般的な経験則では，決して3つの質問を立て続けに行わず，2つの質問をして返答を得たら，まとめたりコメントを伝える。最後に，クライエントの自己理解を深めるためにセラピストの専門性を発揮する必要があったとしても，専門家の役割をとり講義をすることで，クライエントから距離をとるべきではない。関係は，クライエントは自分自身に対する専門家であり，セラピストは同様の問題をもつ人たちに関する臨床的情報に関する専門家というパートナーシップのように感じられるものでなければならない。

他の動機を高める方法

問題解決

既に述べたように、圧倒されうち負かされそうに感じている多くのクライエントは、ホーディングへの対応に限られた時間しか費やせなかったり、健康上の問題をかかえていたり、抑うつ状態や疲労感、注意が逸れやすかったり、他の心身両面でさまざまな状態にあったり、クラッターを取り除くことへのサポート不足の状態にある。これらはすべてクライエント自身を問題解決方略に結びつける具体的な問題である。この方法は次章で概説するため、ここでは詳細は述べないが、基本的な要素を説明しておく：問題の定義をする、解決法を見出す、解決法を選択する、実施、そして結果を評価する。具体的な個別的、対人的、実施上の障壁がみられたときはいつでも、クライエントの問題解決への努力にセラピストは慎重にかかわり、クライエントの努力に合ったホームワーク課題をやり遂げるように働きかけなければならない。

行動実験

クライエントが強い不安に圧倒されていたり、いくつかの課題ができないことを心配して、治療を進めていくことへの抵抗を示したときは、これらを仮説と位置づけ、心配を確かめるために行動実験をするように薦めることができる。セラピストは、認知的方略（8章参照）を説明するなかで、クライエントの"科学者"としての役割を強調し、少し後ろに下がって状況をより客観的に評価するように援助する。

比喩を用いる

比喩は行動変容のための活動をしたがらないクライエントに役立つ場合がある。治療を、溺れることを怖れている人に対する救助者のように例えて表現することがある。クライエントは、よりよい選択をするために、沈んでいくボートから離れなければならないが、救助者がほんとうに救えるかどうかは、クライエントがそれをやってみる以外わかる方法はない。この比喩は、新しい方法を試みることを選んで、通常の対処法を手放すことに伴う感情的負担を表わしている。

回復したクライエントとの会話

しぶしぶやっているクライエントが、変化に対しもっと自信をもてるようにするために役立つ効果的な方法の1つに、治療を成功裏に終えている元クライエントと話すことがある。理想的には、クライエントに可能な限り似た状態である人が望ましい。仲介を行う前に、セラピストはホーディング改善プログラムを終了した人と話すことがクライエントにとって役に立つかどうかをたずねる。クライエントがこれに興味を示した場合は、元クライエントに連絡をとり、喜んで話をしてくれるかどうかを確認したうえで、相互に連絡をとるために氏名の下の名前（フルネームではない）と電話

番号を渡す。治療がうまくいったモデル（手本）をもつことは，治療を続けることへの動機を支える強い力となる。

ホームワークへのコンプライアンスを高める

　　ホームワークへのコンプライアンスの欠如は，クライエントの治療へのアンビバレントな状態とセラピストの不満の原因になる。セラピストにとってもっとも見られやすい問題の1つであるため，表5-1に可能な対処法のいくつかを示した。

表5-1　ホームワークへのコンプライアンスを高める方法
- 課題を行う特定の時間のスケジュールを立てる
- 実施中に誰かに自宅にいてもらったり，買い物に付き添ってもらえるかどうかをたずねる
- ホームワークをしている間，心地よい音楽を聴きながら行うように提案する
- 自己破壊的な考えを中断する方法を計画する
- 実施されたホームワークは，いつ，どこで，どのくらいの時間をかけて行われたかなどをモニターしてもらう
- ホームワークをしているかどうかを確認するために電話をかける
- ホームワークの実施状態に関し電話をしてくれるように依頼する
- 自宅での週ごとの進み具合の写真撮影を求める
- ホームワークの前と後に，短い電話連絡を計画する

ホームワーク

　　動機づけへの働きかけは，ホームワーク課題にいつもつながるわけではなく，特にクライエントが治療に対しまだコミットしていないときにつながりにくい。しかし，動機が高まるにつれ，ホームワークの課題は適切に実施されるようになる。可能性のあるホームワークの課題には，以下の内容が含まれる。

- ホーディングの長所と短所のリストを作成してもらう（例：モノの入手や自宅がクラッター状態にあることのいい点と悪い点）。

- 生活の中でもっとも価値を置いているモノを，重要度の高い順にリストを作成してもらう。

- ホーディングがクライエントの個人的価値観にどのようにフィットするのかをたずねる（例：自宅にクラッターがない場合には，個人的目標や価値が高まる）。

6章 整理と問題解決に関するスキル・トレーニング
（『クライエントのためのワークブック』の5章に対応）

必要物品

- 利用可能であれば，自宅訪問時の写真
- 課題リスト用紙
- 整理計画
- 個別整理計画用紙
- 整理準備用紙
- 書類や紙類の保管期間リスト
- 書類や紙類のファイル用紙
- 所有物に関する質問リスト

アウトライン

- 効果的な問題解決スキルをトレーニングする
- クライエントの整理スキルが発達することに取り組む
- クライエントの個別整理計画を立て実施する
- 書類や紙類の整理の方略とファイリング・システムの作り方を教える

　ホーディングのクライエントに関する筆者らの観察では，効果的に整理することと問題解決スキルの欠如が，多くのクライエントがホーディングに取り組んでいるときに必ずと言っていいほどみられる。クライエントの今までの整理してきた努力は，非常に長い時間を要していても，クラッターの山積みをほとんど変えることはなかった。1章で述べたように，注意欠如や，視野の中にモノを置いておくことに依存していたり，アイテムの分類が困難であるなど，職場でいろいろな問題をかかえているかもしれない。多くのホーディングのクライエントは，整理と仕分けのような，繰り返される雑務に注意を向け続けることができないため（Hartl et al., 2005），セラピストはクライエントが注意を逸らさず，課題の範囲と実施時間を制限する方法を用いなければならない。多くのクライエントは，おぼえているためにモノを視野の中に置いておくことに大きく頼っており，結果として家具や床の上がモノで溢れかえる状態になる。視野の中にモノを置いておくことで得られる短期的安心感は，数多くのモノをクラッターの中に失うという長期的結果に圧倒される。加えて，所有物を仕分けているとき，

多くのカテゴリーをつくり過ぎてしまい（Wincze, Steketee, & Frost, 2007），モノをどのように，そしてどこに片づけるかの概念化に苦労している。問題解決とカテゴリー分類，ファイリング，視野の外にモノを保存することを学ぶことは，ホーディングに対する解決の成功において必要不可欠である。

ここでは，セラピストが効果的な問題解決スキルと段階的に整理する方法をクライエントにトレーニングしていく方略を説明する。これらの方法は，クライエントの問題の概念化に基づき，どのような順序でも行うことができる。しかし，すべてのスキルが誰にでも必要ということではない。いずれは，これらのスキルは他の認知面と行動面への方法と組み合わせることができるが，他の方法と組み合わせる前に，基本的スキルを確実に行えるようにするこのモジュールに少なくとも2回続けたセッションを充てることを筆者らは薦める。セラピストは，追加した整理方略のために専門団体や，注意欠如の問題への対応マニュアルなどの出版物を参考にすることもできる（本書巻末の推薦図書を参照）。

クライエントを教育して目標を決める

スキルの問題がクライエントのホーディングの問題に関連しているようであれば，スキル・トレーニングを提案することができる。以下の提案は，その一例である：

> いくつかのスキルがホーディングの問題に役立つように思います。ホーディングの問題を発症した多くの人たちは問題解決がうまくできません。○○さんとわたくしは，解決が必要ないくつかの問題について話し合ってきました。たとえば，ホーディングの問題に対応するために，ご自分の時間をどんな風に調整してよいか心配していることをちょうど話されたので，時間の問題について取り組むことから始めていけます。今日は，時間の問題と治療で必ず生じる他の問題についても役に立つ問題解決のいくつかのステップを復習したいと思います。
>
> もう1つのスキル面での課題は，ホーディングの問題をもつほとんどの人にとって，所有物を仕分けて整理するのを学ぶのにいくらかの援助を必要とすることです。今まで話し合ってきたことから，○○さんにとってもこのことはあてはまると思います。忘れないために，見えるところにモノを置いておくことを好まれますが，○○さんの記憶量にとって過剰な負担となっているように思います。これは，○○さんの意図することではないのはわかっていますが，見えるところに多過ぎるモノを置いておこうとすることは，見つけるためには実際にはより難しくなるだけで，より簡単にはなりません。○○さんはファイル・キャビネットの中に旅行のパンフレットを入れておくと忘れてしまうことが怖いので，居間の積み上げられた山の一番上に置くと言

われていました。ただ，パンフレットは今は他のモノで覆われてしまっていますから，それがどこにあるのかをおぼえているのが難しく，数か月後にそれが欲しいときに実際に探すのは難しいように思います。どのように思われますか？［クライエントの反応を待つ］

　○○さんにとって役に立つファイリング・システムをつくることを考えてみるのはどうでしょうか。1つのことに注意を向け続けることが難しい人にとって，これはチャレンジになりますが，助けになる方法を見つけたいのです。どうでしょうか？［クライエントの反応を待つ］

　この段階では，セラピストとクライエントは，ホーディングに対するここでの目標を決めなければならない。いくつかの目標を以下に挙げる：

■ 問題解決に対する系統的な方略を学ぶ
■ 保存するアイテムのカテゴリーを定義する
■ 保存しているアイテムのカテゴリーごとの置き場所を含んだ全体の整理計画を立てる
■ 仕分けと移動するアイテムの暫定的置き場所と最終的置き場所の計画を立てる
■ 不必要なアイテムのカテゴリーを決める（例：他の人にあげる，チャリティーに寄贈する，リサイクルに出す，捨てるなど）
■ 不必要なモノをどのように処理するかの計画を立てる
■ 最近入手したモノや日常的にルティーンに使用していて最近使ったモノを，本来あるところに片づけるための計画を立てる
■ 整理やクラッターを取り除くプロセスをどのように強化するのかを決める

体系的な問題解決

　ここでは，クライエントが現在の問題に適用することでもっとも学べる問題解決のための簡単な手順を説明する（表6-1を参照）。ホーディングに取り組んでいるクライエントにもっとも見られやすい問題の1つは，セッション間の課題をやり遂げるための時間の管理である。これには，動機の問題が反映されており，5章で説明した方略が必要となるが，ホームワークをやり遂げられるという自信と強いコミットメントをもつクライエントにも生じることがある。自信のあるクライエントでも，筆者らは問題解決のためのステップを用いる。

表6-1　問題解決の手順

1. 問題と関連要因を定義する
2. できるだけ多くの解決策を創り出す
3. 解決策を検討し，実行可能と思われる1つか2つを選ぶ
4. 解決策を対応可能な手順に分ける
5. 手順に従い実施する
6. 結果を評価する
7. 必要に応じて，適切な解決策が見つかるまでこのプロセスを繰り返す

クライエントが自責の念や罪悪感をいだくのを避け，新しいアイディアに集中するのを自由にできるようにするため，ホームワーク実施の失敗に"解決される問題"として名前をつけるのを援助することから始める。これは問題を定義することになる。そして，セッション間のホームワークの課題を達成しない原因が自分に責任があるとクライエントが考える要因を明らかにするのも援助する。ある女性のクライエントは，オフィスでも自宅でも，セラピストが一緒にいれば課題を終えることができたが，1人では行えなかった。取り組むための時間をつくることが課題であったり，疲れていたり，課題をしているときに孤独感をいだくことが，課題達成につながらないことに影響しているようであった。そこでセラピストは，このクライエントにホームワークの実施における問題の各要素への対処として，可能な解決法を多く考えるように励まし，創造的なプロセスにするためにいくつかの突拍子もない方法を加えた。思いもよらないばかげたアイディアは，そうでもしなければ考えつかないような，より実現可能な方法を生み出すのに役立つ。セラピストは，このクライエントが思いつかなかったアイディアを加え，すべてを紙に記入しリストアップした。以下に示した可能性のある解決法のリストは，問題の原因となっている包括的なものと特定のもの，そして突拍子もないものも合理的なものも結果的に含まれていた（例：時間，疲労感，孤独感）。

1. 家を掃除する清掃員を雇う
2. 自宅を焼き払う
3. 明るい赤のペンでカレンダーにホームワークの実施計画を書き込む
4. 食事を抜いてその時間にホームワークをする
5. 疲れていない早朝にホームワークをする
6. ホームワークの1回ごとの時間を短くする
7. テレビを観ながら行う
8. 気分を明るくしてホームワークをするために，おかしく滑稽な服を着る
9. 音楽を聴きながら行う
10. 歌いながら行う
11. 義姉（妹）に来てもらい，課題をしている間に，義姉（妹）に他のことをして一緒にいてくれるように頼む
12. ホームワークをしている間，話しかけてくれるために誰かを雇う
13. ホームワークの開始前と終了後にセラピストに電話を入れる

　このプロセスは，いくらかの笑いを誘い，クライエントにとって楽しいことが示されたので，これらの中からもっとも適切な活動を選んでいくことは難しくなかった。これらのアイディアの長所と短所の話し合いをセラピストから始めた。クライエントは自宅を焼き払うことと食事を抜く選択肢を排除した後に，好きなトークショーを観ながら午前中に30分間ホームワークをする計画を立て，自分のスケジュールに含めることにした。これを行うために，いつもよりも早く起きることになったが，好きな番

組であり，早く起きるために就寝時間を少し早くすることで睡眠時間を補った。ホーディングの問題を知っている近所に住む義姉（妹）に，クライエントが週末にモノを仕分けている間にお茶を飲みに来てくれるように誘うことを決めた。最初の1週間を過ごした後には，ホームワークの時間が1時間に延長され，改善を意識しやすい新しいスケジュールを続ける強い動機づけにもつながった。計画がうまくいかなかった場合は，セラピストはクライエントの最初のアイディアを再評価するのを援助し，より効果的な問題解決につながる可能性のある他の方法を考える必要があった。

この問題解決への対応は，治療中に生じる生活面でのさまざまなストレスフルな問題への対応に活用することができる。これには，取り組みを始めにくくするクラッターによって押しつぶされるように感じる一般的な問題も含まれている。

注意と気が逸れることへの対応

さまざまな方略は，意図的に注意を向けることをコントロールするのに役立つ。いくつかは整理と問題解決に特に効果的である。ADHDの治療の包括的概要は，Mastering Your Adult ADHD（Safren et al., 2005：坂野雄二監訳（2011）．『大人のADHDの認知行動療法　セラピストガイド』，日本評論社）が参考になる。

注意を維持し気が逸れる問題への最初のステップは，クライエントの注意力の長さ（アテンション・スパン）を測定することである。これには，クライエントが自宅（あるいは必要であれば，オフィス内）での所有物の仕分け中に，気が逸れたり混乱するまでにどのくらいの時間を要するかを計ることがもっとも容易である。気が散ることは仕分け課題の難しさにより変化するため，異なる種類のアイテムごとに仕分けの時間測定が必要である。

かなり強く気が散る場合は，気が散るのを遅らせるトレーニングの実施を考えなければならない。トレーニングでは，測定した注意力の長さに合わせてタイマーをセットし，タイマーが鳴るまで課題に集中して行う練習をするようにクライエントに伝える。数回続けてこの練習がうまくいったら，時間を延ばす。気が散らずに適切な時間を課題に集中することができるまでこれを続ける（例：気が散るまでの時間が最初は10分であれば，30分かそれ以上に延ばす）。この手続きは，保存や処分，整理する決断といった困難なことを試みるときの苦痛へのエクスポージャーになることも忘れないようにする。これをホームワークの課題にして，1人あるいはコーチ役の人（もしいれば）と一緒に自宅で課題に焦点化した注意の持続を般化していく。

クライエントの生活について細かくスケジュールを立て構造化したものにすることで，クライエントの注意力の不足を最小限にする。たとえば，毎日の生活でのルティーンを確立するためにカレンダーを用いることで，クライエントの機能状態を改善し，コントロール感覚を高める。カレンダーには，ホームワークを含む計画されたすべての活動が書き込まれなければならない。コミットメントの高まりに合わせ，頻回に最

新のものに更新し続けなければならず，これは1日に複数回になることが多い。このトレーニングは，モノの経過を追うことが難しいホーディングのクライエントにはチャレンジになるかもしれない。整理や仕分けセッションの設定は，クライエントが課題達成しやすい時間に合わせなければならない。たとえば，午後よりも午前中の方がやりやすいクライエントがいる。

　優先順位を決め，『クライエントのためのワークブック』に沿って進めるために注意を維持することは，気分や他の出来事で優先順位が変わりやすいホーディングのクライエントにとって，気が逸れることに対処するための鍵となる。このワークブックには，課題の内容，優先順位，リストへの記入日，達成日を記入する欄を含んだ"課題リスト用紙"がある。Safrenと共同研究者（2005）は，3種類の優先順位を決めることを薦めている。優先Aは，1〜2日以内で達成しなければならないもっとも優先度の高い課題で，優先Bはより長い時間をかけて達成しなければならない課題，優先Cは関心が向きやすく楽しいが，課題Aと課題Bよりも優先度は低い課題である。

　計画した課題をしている間（時間が許せば，週に数回か毎日），テレビやラジオ，電話やコンピュータなどを消して気が散るのを少なくすることから始め，一定のルティーン化した活動をしなければならない。しかし，音楽が流れていると不安が軽減したり，抑うつ気分の改善に役立つこともときどきある。次に，優先順位のリストを見直し，セッションでの適切な目標を選ばなければならない。課題は，スモール・ステップで対応可能なものに分けられなければならず，明確に提示され，容易に実施できるものを最初の課題にしなければならない。集中を高めるために，何が気を逸らせるかをクライエントがセルフ・モニタリングすることが必要である。ホーディングの人たちに共通した気が散ることには，手にした所有物をどうするかを決める前に，所有物に関するストーリーを語ったり，他のアイテムを見つけることがある。本章の他の箇所で説明している所有物のカテゴリー分類と配置を決めることで，このプロセスを早められる。

　治療全体をとおし，セラピストがカレンダーやノートの使用と，ルティーンに行う習慣を確立しそれらを確認することに時間を費やすことで，クライエントが生活リズムを組み立て，行動の指針としてこれらを頼りにするのを学ぶことは極めて重要である。本章で概説している問題解決方略は，注意の持続と気が散ることへの対応中に生じる困難さに対処することにも役立つ。部屋の中の他のアイテムに目が向くことに気づいたクライエントは，気が散る原因をどうしたら制限できるかの方法を考える—たとえば，片づけている場所の周囲をカバーして見えないようにする。今後の課題に考えが向いてしまうクライエントは，先に進んでいると感じられるように，取り組んでいる課題をすぐに実行できるように小さく分けることで解決できるかもしれない。課題を続けるのに役立てるために，気が散ることについて後で考えるように書き留めることもあるかもしれない。これらの方略に加え，8章で概説している認知的再構成法エクササイズは，課題に対する嫌悪感によって気が逸れることを最小にして，課題に対する考え方をより適応的にしていくことに役立つ。

モノの整理スキルの発達

　モノを整理し，その後で紙類の整理というより複雑な課題に取り組むために，モノの整理スキルから開始することが有効であることを筆者らは見出している。最初に自宅から取り除くアイテムのカテゴリーを定義し，次に保存するアイテムのカテゴリーづくりに取り組む。この流れは，無駄を避けたい強い願望に対しモノのリサイクルや尊敬に値する大義名分が与えられるので，クライエントがより心地よく感じるのに役立つ。実際の仕分け中に，ほとんどの人が欲しがらず捨てた方がいいような着古したモノや利用価値のないモノを保有し続ける，贈与する，あるいは売却を試みるなどの非合理的な衝動を弱めるために，次章で概説している方法を用いることができる。

不要なアイテムのカテゴリー化

　以下のカテゴリーは，クライエントが自宅から取り除きたいアイテムの主要な処分の選択肢である：

- 捨てる
- リサイクル
- 寄贈（例：チャリティー，友人，家族）
- 売却（例：不用品即売会，古本屋，委託販売店，インターネット市場）
- 未決定

　比較的容易に実施でき，書籍や衣類などのカテゴリーにまとめられやすいさまざまな種類のアイテムを網羅するカテゴリーについて話し合い，モノを手放すための短い選択肢リストをつくる。このリストは多くのアイテムを取り除くだけでなく，リサイクルや売却，あるいは寄贈などの有益なアイディアを立案するのに役立つ。特に無駄にすることへの懸念を抱いているクライエントには，この話し合いはモノを取り除くことへの積極性を高める。これらのカテゴリーに所有物のどのくらいの量を当てるべきかについて助言する必要はないが，これらを決めていくプロセスは，クライエントがいろいろ考えるのに役立つ。

　カテゴリーごとにどのように，そしていつ取り除くかの実施計画を立案する。取り除くモノを決めても，自宅から実際に取り除く段階になると難しいことがよくあるため，実施計画の立案は重要である。週ごとのごみ収集やリサイクル収集の日程，あるいは利用できる収集サービスが何もない場合は，ごみ袋をどのように捨てたり再利用するかを決めなければならない。また，地域の慈善団体がクライエントの不必要なモノから利益を得るのか，そしてどのように寄贈ができるかについて調べるようにクライエントに求める。モノの売却で収入を得る必要がないクライエントには，寄贈するように強く薦める。特に地域の慈善団体が不用品を取りに来てくれる場合は，取り除くことが非常に達成しやすい。モノを売却したいクライエントは，適切な販売代理店

を探す必要がある。余分な手続きは，処分を妨げやすいため，計画は現実的で実施可能，そして少しの努力しか必要としない内容でなければならない。ホームワークの課題には，不必要な所有物を取り除くために，慈善団体と販売店に電話をかけるのを含めることができる。

保存するアイテムのカテゴリー選択

　ここでの目標は，所有物のそれぞれがどこに置かれるのかを決めやすくするために，所有物ごとのタイプ分けに，限定した数のカテゴリーをつくることである。『クライエントのためのワークブック』の整理計画には，保存するアイテム（例：郵便，写真，衣類，新聞，事務用品）のカテゴリーと，ほとんどの人がこれらを通常保存する場所の長いリストが含まれている。紙類の整理計画は，本章の少し後で概説しているよりすぐれたきめ細かいアプローチを必要とする。それぞれの家庭が異なるタイプのアイテムを所有し，保管場所も異なる点に留意しながら，クライエントと一緒に整理計画を見直す。セラピストの目標は，クライエントが関連するアイテムをまとまった1つの場所に保存する必要のあることを伝えることである。

　次に，ワークブックの番号は入っているが未記入の"個別整理計画用紙"について説明する。この用紙は，どのような種類のアイテムが自宅内に乱雑に置かれているのかを明らかにし，カテゴリーに分類し，整理が必要であるのかどうかの決断を助ける。初期段階でのアセスメント中に撮影した写真を見直すことが，これに役立つ。用紙の左の欄にカテゴリーを1つずつ書き込み，目的とする最終保存場所（部屋，家具など）を右側の欄に記入する。クライエントによっては，所有物のカテゴリーに名称づけることは難しいが，最終保存場所を決めることはより適切に行えることもある。この場合は，部屋（例：居間，ダイニング・ルーム，寝室，地下室）と，部屋のどこ（例：机の引き出し，クローゼットの引き出し，本棚）に保管するのか（後述参照）をたずねることから始める。クライエントにとって不満をいだかないもっとも効果的な方法を見つけ，実施可能な課題にしておくことも試みなければならない。クライエントが"個別整理計画用紙"を1人で使用できることに確信がもてる場合は，これをホームワークとして課題にすることもできる。図6-1は"個別整理計画用紙"の記入完成例である。

個別整理計画用紙

ターゲット・エリア： 　　　台所

	アイテム・カテゴリー	最終保管場所
1.	食器類	キッチン・カウンターの上の食器棚
2.	ポットと鍋類	キッチン・カウンターの下の棚
3.	調味料	カウンターの上の小さい棚
4.	食品：箱入り，缶詰など	食料品室の棚
5.	食器用タオル，エプロン	引き出し
6.	ボールやフライパンなど	コーナー回転盆
7.	銀製品	一番上の広い引き出し
8.	調理器具	大小2段の引き出し
9.	自宅用の掃除用製品	シンクの下の棚
10.	紙製品	食料品室の棚
11.	残りの金物類	引き出しの一番下
12.	ガラス類，スチーム用品	カウンターの上の食器棚
13.	リサイクル用のごみ箱	食料品室内の床
14.	最近の雑誌	テーブル近くの棚，6か月以上たったらリサイクルに出す
15.	最近の新聞	2日以上たったら，リサイクル箱に入れる
16.	当座の銀行やクレジットカード報告書や請求書	小さい机の上の縦型ファイル
17.	古い家計の書類や税関連書類	机の引き出しにファイルする
18.	新しい郵便	机の上（卓上），ダイレクト・メールはリサイクル箱に
19.	ちらし，広告	卓上の箱，古いモノはリサイクルへ
20.	ドッグ・フード	食料品室の貯蔵箱

図6-1：個別整理計画用紙の記入完成例

カテゴリー分類をしたアイテムの置き場所の選定

　　クライエントは，いずれは所有しているすべてのモノの適切な保存やファイルする場所を決めなければならない。ファイル用のキャビネット，本棚，他の保存用の家具が必要であり，整理をしやすくするために自宅の構造上のリフォームを決めるクライエントもいる（例：備え付けの本棚，クローゼット）。自宅でのセッション中に，クライエントに整理されていない山積みの1つを選んでもらい，クライエントが1人で行えるまで，1つずつのカテゴリーと場所を決めるように求める。オフィスでは，自宅から持参したアイテムが入った箱か袋に対し，同じ手続きで対応する。これらの詳細を"個別整理計画用紙"に記録する。

　　クライエントがこれらを決めるのを手助けするために，質問方式（例：「これは何のカテゴリーに含まれますか？」「どこに置くべきですか？」）を用いて，クライエントのアイディアが納得できるものであればポジティブにコメントする。アイディアが実行できないようであれば，この選択をどのように考えたのかと，代替案を考えられないかとたずねる。必要に応じて助言するが，最初にクライエントに自分なりのアイディアを考え実施してみるように励ます。カテゴリー分類がわからなくなっているときは，心理教育が役立つことがある。あるクライエントは，事務用品のカテゴリーがわからないようであったため，セラピストは大型事務用品店のホームページを使って，この会社のカテゴリーをクライエントの事務用品の整理に活用した。クライエントは帰宅後，自分のモノをホームページの写真のように机の引き出しに整理した。

仕分けと保存しているアイテムの移動に関する計画の立案

　　『クライエントのためのワークブック』の"整理準備用紙"を用いて，大がかりな仕分け課題を行う前に必要な準備内容を決めやすくする。準備には，選択と購入することを含んでいることが多い：

- ファイリング用のキャビネット，本棚，机などの保存用の家具
- 透明のプラスチック製の箱，段ボール，大小の箱，台所用の容器などのコンテナー
- 色別のラベル，マーカー，テープなどの事務用品

　　必要に応じ，クライエントがこれらをどこで見つけて，どのように自宅に持ち込むのかと，他の現実的な心配事を最後まで考えるのをサポートする。購入を決めることに関し苦しんでいるクライエントには，間違った選択に対する恐怖感への対応が必要になる（9章を参照）。

　　治療が始まるときには，多くの最終保存場所はクラッターで埋め尽くされているので，その場所が使用可能になるまでモノを保管するための暫定的場所や"中間駅"を決めることが必要である。このプロセスには，以下の3つが通常含まれる：(1)仕分けのための準備場所として使えるスペースを片づける，(2)一時的な保管場所を片づける（例：玄関，予備室），(3)適切な最終保存場所と内容が書かれたラベルをつけた複数の大きな箱を準備する。セラピストはクライエントと家族に，仕分け中に自宅内のいく

つかの場所が一時的に悪化しているように見えることを前もって伝えておくことが望ましいだろう。

整理計画の実施

　整理計画を立て，必要な物品と保管場所が決まったら，図6-2の意思決定ツリーに沿ってモノの仕分けを始める。

　モノを保存するか取り除くかを決める実際のプロセスでは，クライエントは所有物に関し問題になりやすい信念と強い感情に葛藤するように，困難さと奮闘しやすい。これらに取り組むために，7章と8章で概説している認知面と行動面の方略を用いる。そして，これ以降は使いやすいカテゴリーを選択するとともに，自宅を整理する計画を立て，自宅から持参したアイテムを用いてオフィスでカテゴリーに仕分ける練習に焦点を向ける。

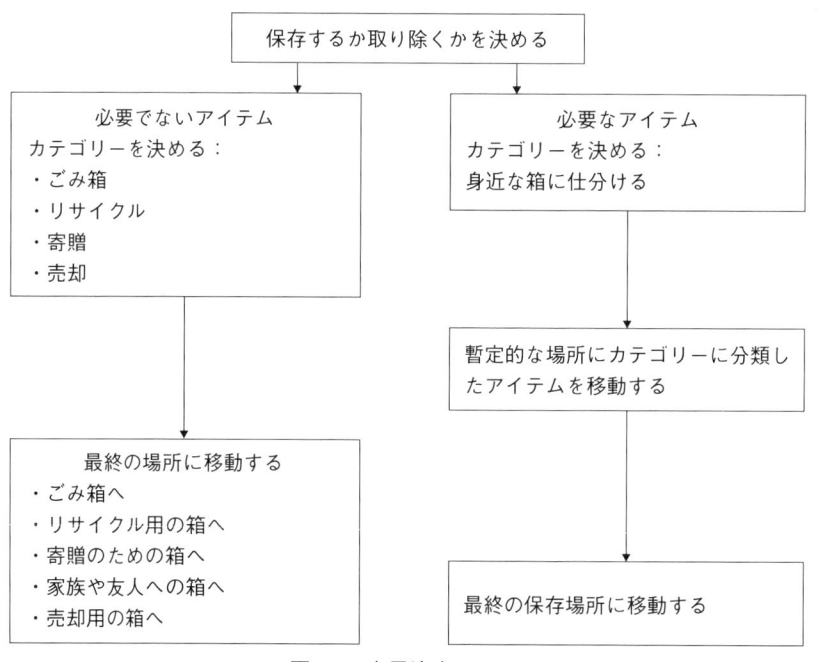

```
                保存するか取り除くかを決める
                ┌──────────┴──────────┐
        必要でないアイテム              必要なアイテム
        カテゴリーを決める：            カテゴリーを決める：
        ・ごみ箱                        身近な箱に仕分ける
        ・リサイクル                          │
        ・寄贈                                ▼
        ・売却                         暫定的な場所にカテゴリーに分類し
              │                        たアイテムを移動する
              ▼                               │
        最終の場所に移動する                  ▼
        ・ごみ箱へ                     最終の保存場所に移動する
        ・リサイクル用の箱へ
        ・寄贈のための箱へ
        ・家族や友人への箱へ
        ・売却用の箱へ
```

図6-2　意思決定ツリー

書類や紙類の整理スキル

書類や紙類のファイリング・システムを作る

　ホーディングの人たちは，支払い用の小切手や請求書とスーパーマーケットのチラシや新聞を一緒にしてしまうように，重要なモノと重要でないモノを混在させている

ことが多い。クライエントにとってはすべてのモノが重要に思えるため，同じ大量の山積みの中に置くことによって，これが生じるのではないかと筆者らは考えている。生活の無秩序さに対し，請求書と書類のファイリング・システムをつくり，他の情報誌や予定されているイベント，旅行情報や写真などの紙類の保管場所を決めることが極めて重要である。早い段階でファイリング・システムをつくることは，部屋ごとにモノを仕分けるのに役立つ。ファイリング・システムをつくるための良識のある対応は最善なことで，クライエントが紙類をどのようにかつどこに保管するのかを決めるのに立ち往生しているときは，友人や家族に相談することを薦めることができる。多くは決めやすいが，難しい決断にはさらに考えることを必要とする。以下の例は，古い請求書をどうするかと，家計と税に関する書類をどのくらい保管するのかを含めた，いくつかの提案である：

書類や紙類の保管期間リスト
　1か月間保管する書類
　　■　クレジットカードの支払いのレシート
　　■　少額の購入品のレシート
　　■　銀行口座の引き出しと預金受取証：毎月の銀行口座報告書で確認したら捨てる
　1年間保管する書類
　　■　給与明細／入金伝票レシート
　　■　銀行，クレジットカード，取り扱い手数料，投資信託，退職年金の月締め報告書
　6年間保管する書類
　　■　源泉徴収票，売り上げなどの税報告書，その他確定申告関連書類
　　■　クレジットカード，取り扱い手数料，投資信託の年度末報告書
　無期限に保管しておく書類
　　■　税申告書
　　■　高額な購入品のレシート
　　■　住宅や住居に関する書類
　　■　遺言書と信託書類
　貸金庫に保管する書類
　　■　誕生届と死亡届
　　■　婚姻登録書
　　■　保険証書

　もしクライエントがファイリング・システムの作成と書類を視野の外に置くことに躊躇している場合は，使用できる生活スペースをつくり，モノを容易に見つけやすくすることが目標であることを思い出すように働きかける。そのためには，紙類のファイリング・システムをつくり使用することが必要である。クライエントと一緒にファイリング・システムをつくるときに，恐ろしい確信（信念）と情緒的愛着が妨げにな

ることを心積もりしておく。ファイリング・システムに関連したクライエントの恐怖感を確かめるために，行動実験の実施を考えることもある。これ以外の認知面での方略については，8章を参考にして欲しい。

ファイリング・プロセスの計画

　　ファイリング・システムが必要であることに同意を得た後で，以下の質問が計画段階で効果的である：

「ファイリングをするのに一番やりやすいのは，1日のなかでいつですか？」
→クライエントが注意を向けやすく，他の課題で気が散りにくい時間を選ぶ。

「どこから始めますか？」
→クライエントにとって，変化がみられやすい場所から始める。

「書類の保管をどのくらいの頻度で行い，どのくらいの期間保管すべきですか？」
→望ましくは，毎日か1日おきに規則的に整理することで，クライエントが新しいファイリング・システムに居心地よくなるのに役立つ。新しい郵便は毎日仕分けなければならない。

「ファイルをどこに保管しますか？」「十分な保管スペースがありますか？」
→保管スペースがまだ使えない場合は，段ボールかプラスチックのファイル用の箱を暫定的な場所とした後で，適切な場所に移動するまで一時的にファイルする箱として積み上げることができる。

「現在と今後，効果的にファイリングをするのに必要なものは何ですか？」
→ファイル用のキャビネット，フォルダー，ラベル（特に，色別に分けられたもの），ペン，住所や電話番号を整理する住所録，一時的に仕分けたモノを入れる箱などが含まれる。棚や本箱の追加も考慮する。多くのアイテムのカテゴリーのために，ディスカウント・ストアで安価で購入できる大型のフォルダーや透明のプラスチック製のコンテナーの使用も考える。

書類や紙類をファイルするためのカテゴリー

　　『クライエントのためのワークブック』の"書類や紙類のファイル用紙"のカテゴリーを見直して，クライエント独自のファイリング・システムに関連したものを選んでもらう。カテゴリーごとにファイルするためのフォルダーが必要であり，いくつかのカテゴリーはさらに細分類することが必要となる。表6-2はいくつかの一般的なカテゴリーのリストである。

表6-2　書類や紙類のファイル・カテゴリー

- 住所録と電話番号
- 公文書：遺言，保険証書，他の重要な書類
- 記事〔読んでいない記事，読んだ後は，それぞれのファイルに入れる（たとえば，ガーデニング，料理）〕
- 自家用車関連
- カレンダー関連（特別の月を忘れないようにするため）
- カタログ類
- コンピュータ関連
- 手紙類
- クーポン
- USBメモリーやCDなど
- 娯楽関連情報
- 経済面での書類
  - クレジットカード
  - 普通口座書類
  - 銀行口座報告書
  - 退職年金
  - 当座預金口座
  - 株式証券
- ユーモラスなもの
- 器具類の取り扱い説明書や保証書
- 医療関連
- 家族ごとのファイル：氏名ごとに各自1つずつのファイル
- 個人的に価値を置くアイテムや思い出深いアイテム
- 写真（アルバムに整理する前）
- 製品情報
- 外食情報
- 学校関係書類
- ガス・水道などの公共料金
- 切手
- 文具類
- 税金関連
- 用事（しなければならないこと）リスト
- ファイルするモノ（見直す必要のあるモノ）
- 旅行や休暇情報

ファイルする一般的なアイテム

　　　書類や紙類は，継続した仕分けとファイリングを必要とすることが多く，そのための話し合いにセッションの時間を費やすことが必要である。毎日の郵便への対応は，非常によくみられる問題である。クライエントの現在の郵便への対応について話し合い，仕分けを行うために2日以上の郵便をセッションに持って来てくれるように依頼する。仕分けている間に，どれを保管し，どれを処分するのかを最初にクライエントに決めてもらう。判断を促すために，『クライエントのためのワークブック』の7章の"所有物に関する質問リスト"を用いることができる。郵便に関する不確かな考えと感情をクライエントが明らかにするのを助けるために，セラピストは評価的にならないように留意しなければならない。この段階では，誤った論理を指摘したり認知的歪みを正すような指摘をしてはならず，代わりにクライエントに決断することだけを求める。不必要な郵便に対しては，ごみ箱に捨てるか，リサイクル用の箱に入れるか，あるいは他に配達してもらうために郵便受けに戻すかを決めてもらう。保管したいモ

ノがあれば，どのカテゴリーに入り，どこに置くかを決めてもらう。ほとんどの人は，現在関心を向けているアイテムを入れる箱や小さく積み重ねる場所をつくっている（例：クライエントが行きたい今後のイベント，近い将来考えている旅行計画，決めてはいないが，購入を考えている家庭用品）。これらもタイプ別に仕分けるべきであるが，短期間であるため，ファイルに入れる代わりに見えるところに置いておくこともできる。これらの紙類は，週ごとあるいは月ごとに確認し，不必要あるいは古いモノは捨てなければならない。

別の起きやすい問題は，雑誌と新聞を溜め込むことである。同様の方法を使って，数週間分の新聞や雑誌に対応することができる。クライエントに自宅からオフィスに持ってきた新聞や雑誌を保管するか処分するのかを決めてもらう。保管する場合は，全部か記事の一部にしたいかをたずねる。それぞれをどこに置き，どのくらい保管するのかを決めてもらう。クライエント自身がこれらのルールを決めるのを手伝う。典型的なルールは，新聞は1週間かリサイクルに出すまでの間，雑誌は数か月である。クライエントが情報源として確実に用いるときは，雑誌によっては保管できる。クライエントがめったに読まない雑誌や新聞を定期購読している場合は，購読をキャンセルすることも考える。

これらのエクササイズで留意することは，クライエントの多過ぎるアイテムを所有し続ける決断に過剰に視点を向け過ぎずに最初に整理とファイリング・システムをつくることである。そして，これらに近いうちに取り組むことができる（9章参照）。

システムの維持

『クライエントのためのワークブック』の"書類や紙類の保管期間リスト"は，この課題に関するクライエントの疑問を明らかにするのに役立つ。また，クライエントの今までの習慣にとって代わる，新しい日常生活のルティーンとする活動をつくるのを助け，モノを蓄積することで秩序が乱されるクラッター状態になるのを防止することが重要である。以下の代替行動は実用的である：

- 毎日，新しい郵便と紙類を仕分ける時間を設ける
- 仕分けた後に気力を高め，仕分けすることを強化するため，毎日楽しい時間を組み入れる
- ごみ箱を週に2回空にする（必要に応じ，回数を増やす）
- 回収に合わせて毎週同じ時間にごみを外に出す（あるいは，処分センターに運ぶ）
- 毎日食器を洗う：起床時はきれいな台所のシンクとカウンターにしておく
- 毎週洗濯をする（必要に応じ，回数を増やす）
- 支払い期限を守るために，支払い手続き時間とシステムをつくる
- 新しく購入したすべてのアイテムは，自宅に持ち込んだときあるいは同日中に片づける

■ 課題を終えたら，すぐに使用したモノを片づける

　以下のような，いくつかの片づけに関する一般的な整理ルールを冷蔵庫のドアに貼っておくことが Anne Goodwin との私信で効果的であるとの情報を得ている。
■ 取り出したら，元に戻す
■ 開けたら，閉める
■ 落としたら，拾う
■ 脱いだら，掛ける
■ 使ったら，きれいにする

ホームワーク

　以下のホームワークの例は，問題解決と整理のためのスキルを上達させるために推奨されるものである。

- セッション中に明らかになった問題を解決するステップを練習する。
- 不必要な所有物を取り除くために，慈善団体と販売代理店に電話をかけてもらう。
- オフィス内で仕分けているアイテムは，それらを自宅で保管したり片づけようと思えば，持ち帰ってもらう。最終保存場所に置けない場合は，暫定的な保管場所をつくらなければならない。
- "整理準備用紙"に，準備が必要となることを書き込み，次のセッションまでに選んだ課題を達成してもらう。
- 現在ターゲットとしているスペースに残っているアイテムを，意図した場所に置くために"個別整理計画用紙"を完成し，仕分ける課題を出す。
- 書類や紙類に関し，追加した"個別整理計画"を立案する。
- 書類や紙類と紙以外のアイテムに対し適切なファイリング・スペースをつくり，必要な物品の組み立て，ファイル・カテゴリーの作成，ファイル用のフォルダーのラベルづけそして，ファイリングの暫定的あるいは最終保存場所にこれらを片づける。
- 書類や紙類の整理セッションに，数日分の郵便を持参してもらう。
- 自宅で1人で決めたり，カテゴリー分類ができないアイテムについて話し合うために，対象となるアイテムを持参するように伝える。
- オフィスで始めた他の課題を自宅でも継続してもらう。
- きれいになったスペースの使用と新たなクラッターをつくらないようにするための計画を立ててもらう。

7章 エクスポージャー
（『クライエントのためのワークブック』の6章に対応）

必要物品

- 習慣化のグラフ
- 所有物に関する質問リスト
- 行動実験用紙

アウトライン

- エクスポージャー段階表の作成をクライエントと一緒に行う
- 段階的なエクスポージャーのエクササイズを始める

　本章では，クライエントがクラッターを減らすために活用できる認知療法の技法に合わせた，段階的なエクスポージャーのやり方を概説している。加えて，本章と次章で介入の大部分の治療指針を挙げている。特に，クライエントがクラッターを取り除くことに対し想像以上に強い感情的な苦痛を伴うときに，エクスポージャーは回避行動を減らすことを目的に，8章で概説している認知療法の方法は回避とクラッターに関する考え方と信念を変えることに用いる。クライエントが自らの改善を損なう感情的バリケード（障壁）にぶつかったときには，5章の動機づけインタビューの方法を用いることを忘れないでほしい。本章では，行動実験を含んだエクスポージャーの方法から始めるが，"個別セッション用紙"に学んだこととホームワークの課題を振り返りやすいように，クライエントに記録するのを忘れないように伝える。

エクスポージャーのための段階設定

回避の明確化

　　所有物の仕分けには，クライエントが通常避けているホーディングのいくつもの構成要因へのエクスポージャーを必要とする。クライエントが何を避けようとしているのかと，回避がどのように恐怖感とクラッターを維持しているのかを示すために，ホーディング・モデルを再検討する。たとえば，無秩序にモノを置いておくことは，間違った決断（ミス）をする苦痛，記憶や機会あるいは情報を失うことに関する心配，

喪失感や傷つきやすさ，クラッターに関する恥ずかしさや他の人を自宅に招待することについて困惑しないようにするのに役立つ。もちろん，回避のいくつかは実際に適応的である。たとえば，自宅に誰も入れないことは，クライエントを嘲りや行政当局からの調査や立ち退きから守る。所有物を取り除くことに対する強いネガティブな反応は，これらの感情を回避したいという強い衝動が引き起こされるほとんどの不安の問題パターンにあてはまる。残念なことに，ほとんどの人は恐怖感に向き合うことを避けるほど，合理的な考えよりもすぐに感情が何を保存し何を処分するかをコントロールするため苦痛はより強まる。

習慣化

　回避している状況へのエクスポージャーは，恐怖感と苦痛を克服するためのもっとも効果的な方法である。このプロセスを"習慣化"と呼び，クライエントに以下のように説明する：

> 実際に危険はない状況にいて落ち着かないとき（たとえば，人なつっこい犬に出会う），時間の経過とともに苦痛は自然に軽減します。つまり，わたしたちは慣れていきます。これは鉄道や地下鉄の近くに住んでいる人によく起きることです。引っ越しをして最初の頃は，電車が通過するたびに騒音を聞いて，夜も眠れずに過ごします。しかし，すぐに騒音にはわずかに気づくだけで簡単に眠り続けられます。不安になる状況に直面することで，習慣化と同じプロセスが生まれます。最初は，とても落ち着かないですが，時間とともにそれに慣れていき，こころが揺れ動かされることもなくなります。たとえば，犬恐怖をもつ子どもたちが，子犬からはじめ，小型犬，最終的に大型犬というエクスポージャーをとおして，犬に対する"おっかなさ"を段階的に克服することができます。怖がっている子どもたちは最初は落ち着かないですが，不快感は時間の経過とともに徐々に軽減し，結果的に不快感をいだかずに犬をかわいがり，一緒に遊ぶようになります。何が生じているのかをグラフに示してみましょう。

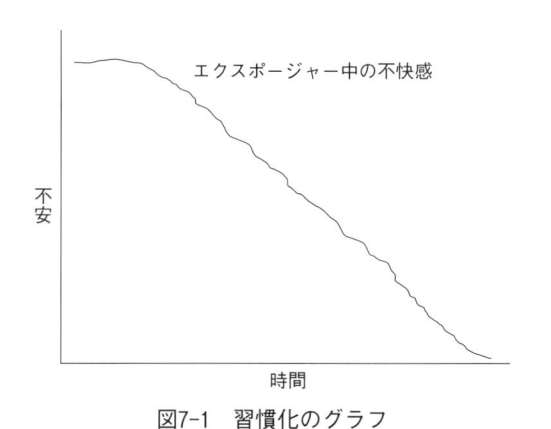

図7-1　習慣化のグラフ

習慣化のグラフ（図7-1）か類似した手書きのものを使って，不快感が徐々に下がっていくことを示すが，誰もがまったく同じパターンをもつわけではないことを伝えておくことが必要である。人によってはゆっくりと慣れていくが，早く慣れる人もおり，時間的経過のなかで少しずつ軽減しても行きつ戻りつの反応を呈する人もいる。不快感や苦痛はクライエントがコントロールできるものでもなく，話すことで軽減するものでもないことをクライエントに伝えておくことが必要である。これは身体的変化で，苦痛を軽減するためには，繰り返したエクスポージャーの練習を必要とする。ある程度の不快な体験は習慣化のためには必要であり，ホーディングの問題をどのようにコントロールするかを学ぶプロセスの一部であることを強調する。

略式段階表の作成

　エクスポージャーは，困難さが強まる仕分け状況の段階表作成を援助することでもっともやりやすい。たとえば，誰のものかわからない電話番号が書かれた紙を捨てることは容易でも，新聞を処分するのは難しいかもしれない。自宅内のアイテムのタイプと場所に関し，容易なアイテムから難しいアイテムの順にクライエント独自のリスト作成を手伝う。正式なリストでなくていいが，クラッターの仕分け，移動，取り除きのための全般的計画に使用できるものである必要がある。モノを仕分けしている間に，ある程度の苦痛や不快さを体験することは疑いのないことであるが，意思決定とモノを処分することに少しずつ耐えていけるようにすることが目的であることをクライエントに忘れないでいてもらわなければならない。なぜなら，クラッターを改善するためには，クライエントは苦痛に耐えることを学ばなければならず，モノを取り除くときにまったく苦痛をいだかなければ，不安を軽減したり，今後のホーディングを予防する新しいスキルの学習にもつながらないからである。加えて，セラピストはホーディングの問題を強化している信念への対応として，認知療法のさまざまな技法をクライエントに紹介する。

仕分けへの直接的エクスポージャー

　自宅での仕分けは，段階表の比較的苦痛の低い場所とアイテムから始めるべきである。以下の一般的なステップに沿って緩やかに進める：
- ターゲット・エリアを選定する
- ターゲット・エリアにある所有物のタイプを明らかにして，最終保管場所を決める
- アイテムの移動を促すために，整理に必要となる用具を揃える
- どれがもっとも容易で，どれがもっとも困難であるかを見極める

- どのタイプから始めるのかを選ぶ（例：衣類，新聞）
- 先に作成したカテゴリーとファイリング・システムを用いて，暫定的場所と最終保存場所を選ぶ
- クライエントが決められない場合には，一時的な"未決定"カテゴリーの使用を許可する
- クライエントが決断したり手放すことが難しいときのホーディングに関する信念を明らかにする
- 適切であれば，認知療法の方略を適応する（後述する）
- ターゲット・エリアがきれいになるまで続ける
- きれいになったターゲット・エリアを適切に使用する計画をすぐに立てる
- 新しいクラッターがこのスペースで生じない方法を計画する

　オフィスで仕分けを行うときは，クライエントが自宅で取り組んでいる場所にあるモノを箱や鞄に入れて持って来てもらい，自宅で行っているとおりにしてもらわなければならない。特にホームワークとしてクライエントが1人で仕分けるのが難しいと考える書類や紙類は，セラピストと一緒に練習しなければならない。典型的な例として，テーブルや机の上，あるいは床の上に積み上げられた1つの場所から集めてきた紙類の山積みがある。クライエントが毎日の郵便を開封して仕分ける問題をかかえていれば，郵便物はオフィスに持ってきてもらう最適な仕分けエクササイズの対象であることが多い。同じように，新聞，雑誌，その他に保管していてもファイルされていない紙類の仕分けと処分に関する決断に焦点を当てることができる。

　この段階までには，自宅とオフィスでの仕分け中におのずと生じる間違った決断をすること，機会を失うこと，重要なことを忘れることへの恐怖感に対するエクスポージャーは明確になっているはずである。クライエントが保存すると決めたアイテムを片づけることを決めたとき（視野外恐怖）と同じように，取り除くと決めたときにも苦痛が生じる。容易なアイテムと難しいアイテムが自宅内に散乱しているときは，後で処分するために難しいアイテムを脇に置いておき，最初にほんのいくつかだけであっても容易なアイテムから処分していく。いずれは取り除くことを学ばなければならないアイテムを処分する決断が困難なときは，苦痛レベルの評定（0〜10スケールを用いる：0＝苦痛はなし，10＝もっとも強い苦痛）を含めた思考と感情について話し合うことを求める。クライエントの意思決定プロセスに役立つように思われる質問を明らかにするために，『クライエントのためのワークブック』の"所有物に関する質問リスト"を再検討するように伝える。可能な場合は，このような状態が起きるたびに習慣化できるように，アイテムを処分用の箱（あるいはリサイクル用の箱）に入れてもらい，苦痛レベルの評価を再度行ってもらう。そして，軽減する苦痛に耐える必要性と苦痛に直面し続ける重要性を強調する。

　クライエントによっては，非常に低い苦痛を伴うアイテムの取り除きから始める必要がある。これを成し遂げる方法の1つに，取るに足りないモノ（例：昨日の新聞，

開封していないダイレクト・メール，レシート，短くなった鉛筆）か，クライエントの所有物ではなく捨てるときにわずかな苦痛しかいだかないモノから始めることがある。1つのモノを諦めてもらい，実際に処分しているときにどのくらい苦痛であるかを明らかにしてもらう。加えて，これらの背後にあると思われる感情と態度，信念について話し合うことを求める。そして，その後のセッションでエクスポージャーをするのに適切なアイテムの種類を探す。無駄に対する罪悪感に慣れるために，他の人が利用価値があると考えるかもしれないモノを捨てる必要がある。この状況下で，新聞や役に立つ他の重要でないアイテムを購入してもらい，読んだり使う前にリサイクルに回してもらうことができる。

　仕分けと意思決定のスキル向上により，苦痛にも徐々に慣れ改善も進む。仕分けスキルが上達しても完全に困難さがなくなることは稀であるが，特にホーディングに関連するトラウマティックな経験をもつ多くのクライエントは先に進み始める。クライエントが遅いペースに気落ちしているときは，忍耐強く，セラピストが強調できる徐々に改善されている点を明らかにしていく。可能な限り多くのカテゴリー分類や仕分けをして取り除く目標と，時間とともに軽減するある程度の苦痛を体験する必要性を強調する。

ルールの設定

　仕分けは，1つひとつのアイテムに対する意思決定の必要性を取り除くために一般的なルールをつくることで容易にすることができる。モノの処分の時期を決めるのに役立つルールを作り，仕分けエクスポージャー中の参考にするために，紙にルールを書いておくように伝える。たとえば，昨年使用しなかったアイテムと1枚以上のコピーのあるモノは捨てることや，自分に似合わない服やアクセサリーを手放すといったことがルールの一例である。

　アイテムのリサイクル，売却，他の人への寄贈は，多くのクライエントにとって捨てることよりも容易であるため，特にクライエントが売ったりリサイクルできると過大評価している場合は，カテゴリー分類のためのルールをもつことが賢明である。セラピストは，地域のリサイクル関連情報をクライエントに入手してもらい，その規則を守ってリサイクルが行えるように十分に調べることを手助けする。クライエントによっては，この目的に合わないアイテムの売却や寄贈を希望したり，掃除や修理に多大な時間と労力を費やそうとする。これらの場合には，一般的なルールや定義づけが役立つ。ソクラテス式質問法を用いたり異なる視点でとらえることは，どれがリサイクルや売却，あるいは寄贈できる状態であるのかないのかを見極めるのに役立つ方法である。

エクスポージャーの延長：一掃

　一掃は，家族と友人，オフィスの関係者や学生などのクラッターをきれいにするのを助けてくれる人たちが，通常1日を費やす仕事である。この拡大セッションは，他の人が自宅に入るのを許す，他の人がアイテムに触れる，基本ルールを作成した後でいくつかのアイテムに対して決断する，早く決断する，そして，もちろん捨てるなど，通常クライエントが回避しているさまざまな状態に直面することになる。一掃のタイミングと計画は非常に重要である。クライエントの準備が整うまで一掃を待つことは，クライエントとセラピスト両者ともに不満を高め，治療の後退につながりやすい。クライエントは，素早く決断し，苦痛を限定的な状態にするために，まず捨てることを練習しなければならない。筆者らの臨床経験では，一掃では，かなりの量が寄贈や売却の代わりにごみとなり，クライエントが容易に管理できないほど大量のクラッターがある場合にもっとも効果的である。適切なタイミングで十分に計画された一掃は，クラッター状態への新たな努力と減少の維持によって急激な改善をもたらすことができる。

　一掃セッションには，協力ボランティアがどのように自宅からモノをごみ捨て場に移動し，クライエントがモノに関し素早く決断するための準備を整えるかに関する基本ルールを設定するために，事前に行動の基本原則を立てておく必要がある。処分したモノが同日中に確実に所有地から移動され，クライエントが持ち帰ったり，探したりしないように，ごみ収集や他のごみ運搬計画を調整しなければならない。

儀式：洗浄・確認・保証を求める行動

　強迫的ホーディングをもつクライエントには，他の強迫性障害の症状である汚染恐怖や洗浄あるいは清潔儀式行為，ミスをすることへの恐怖感と付随する確認および保証を求める儀式行為をもつ場合がある。汚染恐怖の場合は，強迫性障害の症状への対応がホーディングへの対応の前，対応中，あるいは対応後に必要かどうかの判断が必要である。ホーディング症状の改善に支障をおよぼす汚染恐怖は，治療の初期段階で焦点を当てることが必要である。これらの問題に関し，セラピストが活用できるいくつものマニュアルが出版されている（本書の最後のリスト参照）。

　強迫性障害の儀式行為がホーディングに対する治療中に対応できる軽度な状態の場合は，セラピストはクライエントに行為を最小限にして，いずれはやめるように伝えることができる。たとえば，あるクライエントは，食器棚の食器類の洗浄行為を減らすことに同意し，簡単に拭いて棚に入れるようにした。そして，モノの仕分けを終えた後で，台所全体をどのくらいきれいにするのが必要であるかを判断すること，そしてこれはアイテムをすべて片づけたときの方がよりやりやすいかに同意した。

確認儀式行為は，何かを見落としていないかを確かめるために，紙類，封筒，それ以外のモノを確認するようなホーディングの恐怖感としばしば結びついている。この問題を話し合い，友人や親戚の人たちの"正常な確認行為"が何であるかを判断した後で，確認に費やす時間を段階的に短くするようにクライエントを励ます。仕分けのための数回のセッションが，確認行為を短くする練習として効率とスピードを高めるために必要となるだろう。"所有物に関する質問リスト"と認知的方略，および行動実験は，確認行為を止めるのに耐えうるかどうかを見極めるのに役立つ。いずれは確認行動を制限するためにクライエントはきちんとしたルールを決めなければならない。

　多くのクライエントは，意思決定を避け，ミスをすることへの恐怖感をやわらげるために，セラピストや家族，友人，同僚，それ以外の人たちからの保証を求める。クライエントの依頼が，治療の課題を明確化するためか，あるいは苦痛を軽減するために繰り返し保証を求めているのかを識別するのは難しいことがある。問題となるクライエントの要請は，通常，持続性によって明らかにできる。さまざまな異なる形をとった質問を続ける場合は，新しい情報を得るためというよりも不安軽減を求めていることが多い。はっきりしない場合は，クライエントに答えを既にわかっているのではないかと直接たずねるが，クライエントは不安になり再度質問をして確認しなければならなくなる。自動思考と解釈を確定するために問いかける直前に，クライエントの考えに関し質問する。ここでは，認知的方略が効果的で，再保証を求めることを最小限にしたり行わないことへの同意を得るようにする。家族と友人にも同じルールに従ってもらうことを確実にしなければならない。

イメージでのエクスポージャー

　前述したイメージ法は，治療を計画するのに役立つ（4章参照）。クライエントが仕分けと処分を始めるのを怖がり過ぎている場合と，カタストロフィックな結果（例：自宅が破壊される）や非現実的な可能性を信じている場合には，いくつかの追加したイメージでのエクスポージャーが直接的エクスポージャーに対し効果的な助けになる。以下に説明している方法には，クライエントが明らかなイメージをいだくことができ，イメージに伴う感情を体験できることが求められる。イメージでのエクスポージャーが実施可能になった段階で，すぐに直接的エクスポージャーに移行しなければならない。

直接的エクスポージャーの前にイメージでのエクスポージャーを用いる

　他の不安障害への対応のように，延長化したイメージでのエクスポージャーはホーディングのクライエントが怖くて避けている直接的エクスポージャーへの準備に役立

つ。クライエントが仕分けと捨てることに関し，カタストロフィックな結果への怖れからモノを処分する課題にしぶしぶ取り組んでいたり，ホームワークが達成できなかったりするときに，イメージでのエクスポージャーを用いることができる。目を閉じて怖れている状況をイメージすることから始める。一人称を使って状況描写をすることを求める（例：「わたしは居間で山積みの新聞の前に座っている」）。可能な限りはっきりしたイメージにするために，感覚でも特に視覚的に詳細を語ってもらう。セラピストはイメージの内容に対する反応としての考えと感情をたずね，少しずつイメージの中で前に進んでもらうことで，クライエントがシナリオでもっとも不快な部分をゆっくり想像して，そこに居続けることを強調する。イメージを誘導し，イメージの詳細を語ってもらいながら，考え，感情，活動を定期的に報告してもらう。処分したモノが後になってどうしようもなく必要になるのではないかといった怖れている結果も含めなければならない。苦痛レベルを5分から10分おきに評価してもらい，もっとも強い苦痛の半分になるくらいが望ましいが，明らかに苦痛レベルが軽減するまで続ける。初回のイメージ化でこのようになるまでには，45分かそれ以上の時間を要するだろう。

所有物を失うイメージ

イメージでのエクスポージャーは，火事や洪水などのカタストロフィックなことで所有物を失うのではないかという，強い恐怖感をいだくクライエントには効果的だろう。クライエントの所有するある程度価値のあるモノを選ぶことも役に立つ。自宅が森林火災や地震，あるいは洪水などですぐに破壊されてしまうので，クライエントがその場を離れる前に救急隊員がいくつかの個人の所有物を持ち出すための時間を設けてくれるイメージをいだくように求める。この時間は，いくつかの大切なモノを手にするには十分であるが，不必要なモノまでは持ち出せない短い時間とする。1分を与えられたとき，クライエントは何を持ち出すだろうか？ 15分であれば何を持ち出すだろうか？ 詳細な感覚，思考，感情，活動を含んで描いてもらうことが必要である。このエクササイズはオフィス内でもホームワークとしても行える。クライエントが所有しているすべてを実際に失ったら，この状態にどのように対処するかをたずねる。アナログ的に，たとえば最近のニュースの災害報道を用いやすく，自宅を失った人たちの立場にクライエントを置いてイメージしてもらう。「人々がもっとも悲しんでいるのは何ですか？」「失ってもいいものは何でしょうか？」「何を失って，何を保持し続けていますか？」（例：思い出，能力，家族，友人）などをたずねる。アイテムの価値と重要性に優先順位をつけることができるように，このエクササイズを用いる。イメージ・エクササイズは，次章で概説している認知的方略の重要性と価値の定義づけと共に用いることができる。

失った情報に対するイメージによるエクスポージャー

新聞と雑誌を取り除く試みに共通したテーマは，処分してはならない関心や有益な

情報を含んでいるという信念である。この場合は，世界のすべての新聞と雑誌，そしてこれらに含まれるすべての情報と可能性のある機会をイメージするように求める。クライエントがまだ読んでいない国内のすべての新聞をイメージしてもらう。もちろん，国内といっても各都道府県や市町村で何千という新聞が1日に出版されているため，大きなスペースはいっぱいになる。関連するイメージでのエクスポージャーは，クライエントが欠席した数多くの研修会や，手に入れていないそれ以外の情報に焦点を当てることもできる（例：インターネットでの情報）。関連する特定の場面での苦痛に慣れた後に，ホームワークで売店や書店を実際に訪れることを計画する。

行動実験

　行動実験は，仮説や信念をテストするために補助的意味合いをもつ段階的なエクスポージャーの短縮版である。前述したように，信念を確かめることは，アイテムを手放したり入手しないでいる間にクライエントが体験する苦痛の強さとしばしば関連している。そのため，ホーディングに影響するクライエントのさまざまな信念をテストするために実験を用いる。筆者らは1回の実験ごとに，ワークブックの"行動実験用紙"の使用を薦める。クライエントに，まず何が起こるかの仮説の内容を語ってもらい，用紙への記入を求め，次に信念の強さと最初の苦痛レベルを評価してもらう。そして，実験後に実際に起きたことと実際の苦痛レベルを記録してもらう。その後，クライエントの予測がほんとうであったかどうかを確かめ，実際に起きたことをどのように説明し，オリジナルの信念が正しかったかどうかに関する結論を出すことを求める。明らかに，この実験はクライエントが信じる悲観的予測が現実には起こらず，クライエントのこれらの信念が誤りであることをクライエントが学べる可能性が高いとセラピストが確信できる状況を意図している。行動実験は，治療全体を通し，クライエントの考え方をテストし修正することに用いることができる。図7-2に，"行動実験用紙"の記入完成例を示した。

行動実験用紙

イニシャル： MS　　　　日付： 2006年12月5日

1．実施する行動実験： ベッド周辺のクラッターの山を除去する。

2．あなたは何が起きると予測しますか（あるいは怖れていますか）？
　安全ではないと感じ，傷つきやすく，耐えられない。強盗に入られるか，襲われやすくなるだろう。

3．これが起きるとどのくらい強く信じますか？（0～100％）
　何もできない無力さが70％，強盗に入られるか襲われるが35％

4．最初の苦痛レベル（0～10あるいは0～100）　　60％

5．実際に何が起きましたか？　誰も侵入してこなかったし，傷つけられることもなかった。無力さはより強く感じたが，ベッド周辺の山積みを取り除いた後2日間しか続かなかった。ベッドの周りが動きやすくなったので，朝出かける前の準備にかかる時間が短くなった。

6．終了時の苦痛レベル（0～10あるいは0～100）　　20％

7．あなたの予測は実際に起きましたか？　いいえ。起きませんでしたし，想像以上に楽でした。

8．この実験から得られた結論は何でしょうか？　いくつかの恐怖感はまったく現実的ではありませんでした。わたしは，やってみることを怖がり過ぎていただけでした。アパートの中は，わたしが考えている以上に安全です。

図7-2　行動実験用紙の記入完成例

視野の中（見えるところ）に，モノを置いておく必要性

所有物の光景が，強い感情と記憶を呼び起こしいだいている価値を高めるときは，物理的かつ一時的にそれから離れて距離をとった後で，処分するように伝える。必要であれば，対象となるアイテムを友人かセラピストに1週間あるいはそれ以上の間預けておくことをアドバイスする。クライエントは期間終了時に，預けておいたアイテムを見ないで，保管するか譲るかを決める。最初の仮説は，「慎重に吟味せずにモノを手放すことはできないだろう」であったが，最終的な結論が「うまくいけば，視野の中にないモノは処分しやすくなる」ということであれば，クライエントが実際の価値には不釣り合いな重要さや価値をモノにおいていることを示唆している。

生活上の実験の影響

ホーディングの多くのクライエントは，収集してきたモノなしには生きていけないという信念をもっている。セラピストは，新聞がクライエントの生活に影響をおよぼすかどうかをテストするための実験を提案することができる。セラピストとクライエントが一緒になって，クライエントに大切と信じている新聞を選んでもらい，クライエントは実験の間，セラピストにそれを保管してもらうように依頼する。クライエントは，その新聞がないことがどのように生活に影響をおよぼすかをその後の1週間記録する（例：食事，睡眠，仕事，エクササイズなどができること）。その新聞が必要となる状況があるかと，新聞なしで対応できるかどうかについて気づいたことを記録してもらう。その新聞がないことで湧き起こる感情（例：怖さ，傷つきやすさ，抑うつ気分など）も記録する。クライエントは初日のうちに新聞のことを忘れ，その週の間に必要なくなり，次のセッションは落ち着いており，その新聞への興味は薄れ，クライエントが明言した仮説は誤りであることが裏づけされやすい。

行動実験に伴う葛藤

ホーディングに関する信念と行動パターンは，まぎれもなく強固で，変化への抵抗となる。行動実験では，クライエントが古い信念を諦めることなく，新しい行動や信念を"試す"ことができる。これらのパターンは，非常に強固であるため，クライエントは苦痛を回避するために時々行動実験を変えてしまう。たとえば，買い物をしないエクスポージャーを計画する直前に，買い物に行くことがある。あるクライエントは，無駄に関する信念をテストするための実験の一部として捨てることになっていたモノを"救う"ことを友人に依頼した。そのため，セラピストは，可能な限りこれらの複雑化する状態を予測して，計画通りに進めなければならない。これらが生じた場合には，大切な学習の機会にすることができる（例：無駄にすることへの恐怖感が，クライエントの感情や行動をどれほど支配しているかを検証する）。

ホームワーク

　エクスポージャーに関し，さまざまなホームワークの課題を用いることができる。以下のものは提案であるが，セラピストはセッション中に生じたことにフィットした適切な方法を工夫できる。一般的には，セッション中に行った方法の説明と練習に関連したホームワークを課題とするのが良策である。クライエントがどのくらいの時間を1人で行えるかを慎重に判断しなければならない。結果にかかわらず，必要な情報が得られるように，ホームワークの課題を確実に計画する必要がある。というのも，クライエントは頻回にホームワークの実施を失敗したり，不適切に行ったり，不測の事態が起きがちだからである。これらから提供される情報に基づいて，練習課題の細かい点を学び，課題を改善する機会にする準備をしておく。もちろん，ホームワークの成功体験（苦痛の軽減，より容易に行えるようになる）は，クライエントがこの調子で続けることへの意欲を高める。クライエントが"個別セッション用紙"に課題を書き込み，課題に関し少しでも誤解がないようにしなければならない。

- 実際にアイテムを処分したりリサイクルする前に，これらを手放すイメージをもってもらう。
- 差し迫った災害によって自宅を取り壊さないといけない場合に，とっておきたいアイテムのリストを作成してもらう。
- 困難さが強まるモノを仕分け，自宅からこれらのいくらかを取り除く間の苦痛度をモニターしてもらう。
- 特に所有物を手放すことへの苦痛と結果に関するクライエントの仮説をテストするために行動実験について説明する。
- セッション中に仕分けしたアイテムを自宅に持ち帰ってもらい，保管する場所に保存してもらう。
- 仕分けと意思決定のためのエクスポージャーのために，セッションにアイテム（例：写真，郵便物，特定の場所にあったアイテム）を持って来てくれるように依頼する。
- 大がかりな一掃でのごみの移動のために，ごみ回収コンテナの配達と移動の調整をクライエントにしてもらう。

8章　認知的方略
　　（『クライエントのためのワークブック』の7章に対応）

必要物品

- 問題となる思考スタイル・リスト
- 所有物に関する質問リスト
- アドバンテージ／ディス・アドバンテージ・ワークシート
- 下向き矢印法用紙
- 思考記録用紙
- 必要度対願望スケール
- 完璧主義スケール

アウトライン

- 認知的歪みを明らかにするのを助ける
- 行動的エクスポージャー中に，認知療法の技法の適応をクライエントと一緒に行う

　もしセラピストが認知療法の技法に関する一般的活用を熟知していなければ，Judith Beck（1995）の"Cognitive Therapy：Basics and Beyond"（伊藤絵美・神村栄一・藤澤大介訳，『認知療法実践ガイド基礎から応用まで』，星和書店．(2004)）（特に10章）と Adrian Well（1997）の"Cognitive Therapy of Anxiety Disorders：A Practical Guide"（日本語訳なし）を読むことを筆者らは薦める。本章で説明している認知療法の技法は，クライエントがオフィスか自宅で所有物を仕分けしている間と，所有物を保存するか手放すかを決める間に，一歩下がって，ホーディングの問題に関し異なる見方をするのに役立つように計画されている。次章では，認知面と行動面の方法を用いて，衝動的行動を抑制することが鍵になる，モノの入手（収集）に関する問題への適用を概説している。

思考スタイルあるいは認知的歪み

　　仕分けセッション中にもっとも容易に適用しやすい認知的方略は，ホーディングに

関する信念と行動を強化する習慣化された考え方を，クライエントが自己観察するのを助けるものである。これらのパターンを明らかにすることは，クライエントの自動的な精神活動のパターンに由来する精神的罠（トラップ）に捕まらないようにすることを学ぶのに役立つ。『クライエントのためのワークブック』の"問題となる思考スタイル・リスト"は，オフィスでのセッション中と自宅でのホームワークをしているときに生じる認知的歪みを明らかにする助けになる。しかし，思考カテゴリーを明らかにすることは，クライエントが自身の非論理的な考え方に気づくのを助けるほど重要ではない。

- 全か無かの考え方（all-or-nothing thinking）：「ほとんど」「何でも」「何もない」などの極端な表現が例である全か無かの考え方は，多くの場合，完璧主義的基準を伴う。たとえば，「これは今まで見たことがないもっともきれいなティーポットだ」「この特定のことを思い出させるモノを自宅に持ち帰れなければ，何もおぼえていないだろう」。
- 過剰な一般化（overgeneralization）：「いつも」や「絶対に」などの表現を用いて，1つの出来事をすべての状況に一般化する。たとえば，「それを動かしたら，二度と見つけられない」「今それを購入しなければ，他の機会は絶対にない」。
- 早急な結論づけ（jumping to conclusions）：支持する事実なしに，大惨事と同じような（次に説明）ネガティブな結果を推測する。たとえば「それを手放すやいなや，それが必要になる」。
- 破局視（カタストロフィー：catastrophizing）：起こりそうな結果の大変さを誇張する。たとえば，「今これを買わないと，一生後悔する」「もしこれを捨てたら，そのことを考えてばかりいて気が狂う」。
- ポジティブなことを過小評価する（discounting the positive）：以下の発言のように，ポジティブな体験に重きをおかない。たとえば，「他にたくさんしないといけないことがあるので，新しいファイリング・システムをつくることは，ほんとうの改善ではない」。
- 感情的推論（emotional reasoning）：事実の代わりに感情を用い，論理的ではなく感情的理由づけを行う。たとえば，「これを捨てるのが不快に感じるのであれば，それは保存すべきであることを示している」。
- 道徳的理由づけ（moral reasoning）：罪悪感と失望感を伴う「すべき」発言（ねばならない，すべきである，しなければならない）で，完璧主義の基準に基づくことが多い。たとえば，「パートナー（彼）に何かあったときのために，この健康情報をもっていなければならない」。
- ラベリング（labeling）：「電気料金の請求書を見つけられない。わたしは大バカだ」「彼女は欲が深く，わたしのすべてを欲しがる」といった，自分自身や他の人にネガティブなレッテルをつける。
- 過小評価・過大評価（under- and overestimating）：課題達成に要する時間や，自分の対処能力を過小評価したり，反対に課題達成に対する能力や実施における

感情的負担などを過大評価する。たとえば、「いずれは、これらの新聞を読むことができる」や「もしこれを処分すると、わたしはやっていけないだろう」。

筆者らは、思考スタイル・リストを読むことをホームワークに出し、次回のセッションで話し合うことを薦める。仕分け課題を行っている間に、簡単に参照できるリストを使って、セラピストがクライエントの認知的歪みに気づいたときはいつでもそれを指摘し、リストのどれになるかをクライエントにたずねる。認知的歪みのスタイルが明らかになったら、「これについて、別の考え方は何でしょうか？」と問いかけ、代替となる考え方について話し合う。クライエントが代わりの考え方を出しにくい場合は、セラピストが1つのアイディアを提案し（例：「これを処分することに対し不快に感じても、それに慣れていくだろう」）、それについて話し合う。

自動思考，解釈，信念，中核信念

セラピストとクライエントは、アセスメントとホーディング・モデルを作成しているときのことを思い返し、"保存認知インベントリー" や保存する理由の独自のリスト、イメージしているときや処分しているときに完成した "簡易思考記録用紙" から、関連する考え方と信念を明らかにする。これらの認知には、モノの処分に関する自動思考（例：「ああ！ ダメ！ なくてはならないモノ！」）と、ホーディング行動を正当化する解釈や信念（例：「これと同じモノは二度と見つけられない」や「これを処分するのは無駄使いだ」）を含んでいる。これらの解釈には、前述した認知的歪みが頻回にみられ、表8-1に挙げた1つかそれ以上のことに関連した信念が含まれている。

中核信念は、全般的で過剰に一般化され、絶対的な特性をもち、通常は非常にシンプルに述べられる。そのほとんどは、その人自身を人としてネガティブにだけレッテル貼りをしている。これが活性化すると、中核信念は出来事に対する解釈を操り、激しいネガティブ感情が生じる。中核信念が他の人に対する場合もある。当然のことながら、中核信念はクライエントの人生早期の重要な体験から生じている。たとえば、「わたしはひどい」「わたしは敗北者だ」「わたしは能力がない」「わたしは愛されない」「わたしは価値がない」「他の人は信頼できない」「他の人は意地が悪い」などがある。これらのネガティブな中核信念に加えて、多くのクライエントは「わたしは有

表8-1　ホーディングに関する信念

モノの価値	完璧主義
その人のアイデンティティを象徴するモノ	モノに対する責任感
安全性を象徴するモノ	人に対する責任感
モノの必要性	利用価値，無駄を避ける
苦痛への耐性力	記憶に対する自信・確信度
	モノをコントロールする必要性

能だ」「わたしはいい人だ」「他の人たちは善意がある」などのポジティブなものももっている。セラピストの目的は，ここで説明している認知的方略を用いてネガティブな信念を検討し議論しながら，ポジティブな信念を強めるように働きかけることである。

認知的方略

　ここで説明しているホーディングに対する認知療法の技法は，クライエントがクラッターを仕分けし，整理し，処分している間に用いることがもっとも効果的である。行動的エクスポージャーと一緒に認知的技法を用いることを筆者らは薦める。大切な目標は，クライエントが自身の反応をどのように観察し，これらの反応を変化するための最初のステップとして，溜め込んでいるモノに対する思考に気づくことを学ぶことである。ホーディングを続けている主要な信念が明らかになったら，セラピストは後述する方略を用いて，これらの信念の的確さを評価するのを援助したいだろう。これらの技法は，オリジナルの解釈や信念よりも，クライエントにとってより理性的な代わりの見方ができるようになることを目的としている。「必要なときは，情報を見つけることができる」や「これらは単なるモノであり，人としてのわたしを象徴するものではない」あるいは，「保存する場所に片づけることで，欲しいときに見つけることができる」などのセラピストが求めている代替信念を準備しておく必要がある。筆者らは，以下の認知療法の技法で効果を上げている。

所有物に関する質問

　ホーディングのクライエントがエクスポージャーに取り組むときには，時々追加した方法が必要な場合がある。クライエントが所有物を心配すると，保存につながるモノの品質に視点のほとんどが向けられるが，この決断の結果にはほとんどあるいはまったく目が向けられない。7章の"所有物に対する質問リスト"が，モノを手放す理由に視点を向けるのに役立つ。このリストを，セッション中の仕分けエクスポージャーとホームワークの補助に用いる。どの質問がクライエントにとって役立つ質問であるかを再考し，役立つと思われる他の質問を加えるようにクライエントに働きかける。

アドバンテージとディス・アドバンテージ（メリットとデメリット）

　ホーディングの人たちは，所有しているすべてのモノをそのまま保管したときのコストと処分に伴う利点を考えずに，一部を捨てることに伴う即時のコストに目を向けがちである。ホーディングを減らすために取り組むことのアドバンテージとディス・アドバンテージ（メリットとデメリット）を検討することを，5章の動機づけインタビューで説明した。ここでは，クライエントが仕分けをしている間に，動機づけインタビューを所有物を保管するか処分するかの特定の決断に用いる。モノを保管するこ

とによるディス・アドバンテージを上回るクライエントの個別のアドバンテージを挙げるのを援助するために,『クライエントのためのワークブック』の"アドバンテージ／ディス・アドバンテージ・ワークシート"を使用する。図8-1はワークシートの記入完成例である。

　クライエントが,明らかなアドバンテージやディス・アドバンテージを見落としていたら,話し合ってきたことに基づき,いくつかの可能性を提案する。アイテムを保管することのディス・アドバンテージは,処分することのアドバンテージとほぼ同じで,その逆もまた同様であることをクライエントに気づいてもらう。すべての可能性を挙げた後で,代替方法を用いる反対意見とベネフィットをまとめる。たとえば,「一方では,これらすべての情報を○○さんの周りに置いておきたいですね。そうすることで,○○さんがそのことに精通していると感じるのを助けてくれます。ただ,もう一方では大量の新聞を保管することは負担で,罪悪感をいだき,欲しい情報を見つけることができず,自宅は汚れるばかりで,他のことにスペースをあまり使えない状態です」と伝える。コストを過剰に強調し過ぎず,決めたことだけを伝える。そして,クライエントにこのエクササイズから導かれる結論をたずねる。変化に対する結論には,軽く同意をして強化するが(「わたくしも納得できます」や「わたくしも○○さんに同意します」),過剰にやり過ぎてはならない。でないとためらいがちなクライエントは,現在の行動のアドバンテージと変化に伴うディス・アドバンテージに視点を向けるようになり,後退してしまうだろう。

　クライエントが変化の必要性に同意したら(例:クラッターを取り除く),処分するための計画をより強固にするために具体的な方法を話し合う。クライエントがモノを処分することが怖くなったり,アンビバレントになったときは,コストとベネフィットをクライエントに思い出してもらうように働きかけることができる。これは治療過程が大変になったときに,全体の流れと目標を意識し続けるのに役立つ。アドバンテージ／ディス・アドバンテージ法は,個々のアイテム(レシートなど)にも,一般的なタイプのアイテム(特定の場所にあったすべてのレシートや特定の日付のレシート)にも活用できる。明らかに類似するアイテムをまとめることがもっとも効果的であるが,クライエントによっては,アイテムをグループにまとめる全般的な決断をする前に,いくつかの個々のアイテムについて対応することが必要となる場合もある。この方法は,モノを整理しているときにモノを視野の外に置くことを怖れていたり,完璧主義の基準に執着する状態にも効果的である。ホーディングに伴う損失に関する質問は,ネガティブ感情と抑うつ気分すら生じさせることを留意しておかなければならない。治療そのものに対しネガティブ感情をいだくことを避けるクライエントのニーズに十分に留意する必要がある。

アドバンテージ／ディス・アドバンテージ（メリットとデメリット）・ワークシート

処分を考えているアイテム： 新聞

アドバンテージ（メリット）	ディス・アドバンテージ（デメリットやコスト）
保管する／入手する	保管する／入手する
・これらには大切な情報が書かれているので，読めば有益な情報が得られるでしょう ・いつも何か読むモノがあります ・読み終わったら，梱包に使えます	・保管するためには，かなりのスペースが必要です ・読んでいないと，能力に欠けているように感じます。常に目を向けていないといけない負担感をいだきます ・家をきれいにするのが難しく，床の表面が歪み始めています ・そこにあるのはわかっていますが，見つけられません
アイテムを処分する	アイテムを処分する
・使えるスペースがもっとできます ・もっと自由さが感じられ，モノに対し義務感をいだかないでしょう ・本を読んだり他のことをする時間がもてます ・自宅がきれいになり，よりよい状態になります	・処分したら，大切な情報を失うかもしれません ・全部読まないと，罪悪感を感じるでしょう

図8-1　アドバンテージ／ディス・アドバンテージ（メリットとデメリット）・ワークシートの記入完成例

下向き矢印法（downward arrow method）

下向き矢印法は，カタストロフィックな恐怖感と，その強度や中核信念を明らかにするのを助けたり，イメージあるいは実際のエクスポージャー中にしばしば役に立つ。下向き矢印法を，考えと信念を明らかにするのを助ける認知的技法として位置づけ，クライエントに説明する。たとえば，手放すことを考えると，中等度の苦痛を引き起こすアイテムをクライエントに選んでもらい，『クライエントのためのワークブック』の"下向き矢印法用紙"に書き込んでもらう。次に，それを捨てるときにいだく苦痛の強さを，0（苦痛はない）から10（今までに体験したもっとも強い苦痛）の10段階スケールを使って評価してもらう。そして，反応ごとに反復的に以下の一連の質問を続ける：

「それはどういう意味ですか？」

「もしそうなったら，どういうことを意味しますか？」

「その中で，最悪の部分は何ですか？」

「他には何が起きますか？」

クライエントが関係のない考えを語った場合は，「これに関して，他に心配することはありませんか？」と問いかける。深い意味を明らかにすることがクライエントにとって難しい場合は，決して強要しない。考えがそれ以上浮かばなくなりクライエントの核心に到達した後で，クライエント自身の前提を理解するために，最終的な信念やカタストロフィックな怖れを最初の前提と結びつける。これらの手順を，視野の外の見えないところにモノを片づけることを怖れるクライエントとの以下のやりとりで例示する。

やりとり場面

Th：居間にあるモノを動かすことに関する○○さんの考えを理解するために，下向き矢印法と呼んでいる方法を使ってみたいと思います。この方法は，モノを片づけて整理することの邪魔になる○○さんの信念を理解するのを助けます。「これらの紙類をファイルして，キャビネットの中に入れたら，何が起きると思いますか？」の質問から始めましょう。

Ct：それを二度と見つけられないでしょう。

Th：わかりました。もしそれらを見つけられなかったら，何が起きるでしょうか？

Ct：大切な情報を失い，二度と見つけられないと思います。

Th：このことでどうして○○さんは困りますか？

Ct：はっきりしませんが，たぶん自分の健康のこととか他のこととか，わたしが知っておく必要のあることがわからなくなるような感じです。

Th：うんうん。もし健康面で問題があり，自宅内でその情報が見つけられないとは，どういう意味でしょうか？

Ct：わたしは，それに対する準備ができていません。

Th：その場合で，最悪なことは何ですか？

Ct ：何をしていいのかわからないので，ほんとうに病気になってしまうか死んでしまう。
Th ：そのことは〇〇さんにとってどのような意味をもちますか？
Ct ：ただ，準備をしていなくて病気になるだけです。他には考えられません。
Th ：わかりました。これらの紙類を居間から動かすことは，〇〇さんにとっては準備なしに，病気になって死んでしまうことを意味すると言われたと思います。そのように思われますか？
Ct ：そうですね。少し極端な感じですかね。
Th ：極端？　どんなふうに？
　　［セラピストは，クライエントが学びを確実にするために，論理的に結びつけるようにする］
Ct ：情報が書かれている資料はもっていますが，ただ今ここにないだけですから，それを動かすことで病気にはならないし，準備ができていないということでもありません。それに，病気になっても，これらの資料が助けにもならないです。資料をここに保管しておく意味がないようです。
Th ：そうですね。理にかなっています。これらの紙類を動かしてみましょうか？
　　［セラピストは，できるだけ早く関連する行動変容を促すことで，考え方の少しの変化を強化する］
Ct ：そうですね。まだ大変だけど。
Th ：わかります。〇〇さんが言われたように，ここに紙類を保管しておく〇〇さんの行動は論理的ではないですし，わたくしも〇〇さんに同意せざるを得ません。これを動かしてみて，それに慣れていくかやってみましょうか。
Ct ：わかりました。

　多くのクライエントはホーディングを強いる信念の存在に気づいていないため，クライエントが信念に触れて少しでも検討しやすいように，はっきりと伝えなければならない。下向き矢印法は，信念が明らかになるまで，何度も繰り返すことができる（例：「これを買わないのは愚かです」「それを処分した途端，何かひどいことが起きるので，それが必要です」）。次に，セラピストは次の段落で概説している他の認知療法の方略を使って，このような信念のエビデンスを検討することを支援できる。ソクラテス質問法を用いて，考えの基になったものが何であるかを明らかにし（例：養育，個人的トラウマ），論理性を検討する。そして，行動実験を計画する。

エビデンスを検討するためのソクラテス質問法（Socratic questioning）

　ソクラテス質問法は，クライエントが信念に関し用いている論理性を明らかにするために，信念に関する一連の質問をしていくものである。セラピストの主要な目的は，クライエントの理由づけにおける明らかな欠陥を指摘するために，論理的ではない前提における矛盾点を明らかにする質問をすることである。オープンエンド・クエスチ

ョンを用いるが，直接的に質問する。強制的でも論争的でもなく，「そうですね。でも……」や「……そうですよね」のような表現は，クライエントが選んだ状況における自身の信念体系と他の可能性のある方法を明らかにする問いかけというよりも，セラピストが説得しようとしているため用いない。そのため，動機づけインタビューのように，クライエントが結論づけに用いているエビデンスを見直すのを援助し検討するために質問する。クライエントが自分をあたかも科学者や捜査官のように考え，仮説を検証するように自分の信念を明らかにすることを促す。たとえば：

> ○○さんは，モノがどこにあるのかをわかりやすくするのを助けるという前提に基づき，すべてのモノを見えるところに置いておこうとしてきました。これは「見えるようにモノを置いておくと，おぼえているのに役立つ」という仮説です。この仮説の真偽を検討するとともに，他の見方がないかも一緒に考えてみましょう。そうすることで，エビデンスがその仮説を支持するかを判断できます。

セラピストはクライエントの考えを明らかにするために好奇心をそそる質問をして，的確に理解するためにクライエントの発言を少し表現を変えて言い換えることが多い。これらの質問は，通常クライエントに以下の質問に焦点を向けてもらうことになる：

- ■「あなたの仮説を支持するエビデンスには何がありますか？」「反駁するエビデンスは何ですか？」
- ■「別の見方がありますか？」
- ■「もっとも見られやすい結果は何ですか？」
- ■「何らかの認知的歪みを使っていますか？」

以下のやりとりは，視野の外にモノを置くことを怖れているクライエントに対しソクラテス質問法を用いた効果的な一例である。

やりとり場面
 Ct　：見えるところにモノを置いておきたいです。そうすれば，大切なモノを忘れずにすみます。
 Th　：わかりました。○○さんの考えは，目の前にモノを積み上げておけば，それらを忘れないし，見つけられるということですね。［クライエントはうなずいた］大切なモノが他のモノの下に埋もれるまでに，実際にどのくらいの時間を要しますか？　ここにレシートのようなものがあります。これは大切ですか？
 Ct　：はい，商品を返品するときに必要です。数日か1週間は，一番上にあります。モノを山積の一番上に置くのは，自分でもわかっています。
 Th　：ということは，数日は視野の中にありますが，それ以上ではないということで

すね。今から3週間後にそれを返品したいときには，そのレシートを簡単に見つけられると思いますか？
Ct：自信がありませんが，見つけられるかもしれません。
Th：［クライエントの発言に対し論じようとするよりも，次に進める］ここにある積み重なった状態は，さまざまなモノが混在しているように見えます。この山積みの中のモノすべてをおぼえておくことができますか？　○○さんの目標は，見えるところに置いてそれをおぼえておくことですか？
Ct：はい，山積みの中のいくつかはわかっていますが，たぶん全部ではないと思います。
Th：では，別の日に電話代の請求書を探していたように，何かを確実に見つけたいときに，この山積みの中に置いておくのが最善の方法ですか？　あるいは何か他にいい置き場所はありますか？
Ct：すべてを一緒に置いておかないといけないです。たぶん机の上。でも大変です。
Th：そうかもしれないですね。でも山積みの上に請求書を置くことは，それがあることをおぼえていたり，置き場所としてほんとうに一番いい方法ではないと言われたと思いますが，そうですか？
Ct：はい，そうじゃないです。
Th：忘れないために山積みの上にモノを置くとも言われましたが，わたくしはそれが忘れないための一番いい方法かどうか怪しいように思います。支払いが必要な請求書か，行きたいイベントのチラシを例にしてみましょう。おぼえておくために一番いい方法は何でしょう？
Ct：ああ，冷蔵庫のドアに貼っておきます。そうすれば，見れます。
Th：山積みは，○○さんがほんとうにおぼえておきたいモノのもっともいい場所ではないということですね。見せてくれた切り抜きはいかがですか？　切り抜きを山積みの上に置いて，今から6か月後に自宅に伺ったとき，○○さんはその切り抜きをわたくしに見せたいとします。
Ct：ああ，山積みの中で埋まっているでしょう。
Th：もっていたことをおぼえているでしょうか？
Ct：たぶん，でも見つけることはできないように思います。
Th：それであれば，実際に見なくても○○さんはおぼえているんですね。○○さんはおぼえているためにすべてを見えるようにしておく必要は，ほんとうはないようですね。
Ct：そう，たぶんそのとおりです。
Th：ただ，おぼえていることは，山積みの上に置かれた後では，それを見つけるのに必ずしも役に立たないということですね。別の質問をさせてください。忘れていたモノを山積みの中から見つけて驚くことは時々ありますか？
Ct：ああ，はい，別の日に……。
Th：山積みの一番上に置いて見えるようにしておいても，後でそれを思い出すのに

　　　　　いつも役に立つとは限らないということですね？
Ct 　：そのとおりだと思います。
Th 　：○○さんの，山積みの上に置いて見えるようにしておくというオリジナルの考
　　　　えは，それらをおぼえていたり，時間が経った後で見つけるのに必ずしも役立
　　　　たないと話されたと思います。○○さんが見えるようにモノを置いておくこと
　　　　を好まれ，そうしていると気持ちが楽ですが，見つけやすかったりおぼえてい
　　　　やすいとは常に限らないということですね。どう思いますか？

　セラピストがクライエントのオリジナルの仮説と結果を再度伝えても，信念に頑な
に固執する防衛的な反応を引き起こしにくくするために，強く言い過ぎないように留
意しなければならない。これ以降，クライエントがモノをおぼえておいて，見つける
他の方法を考えていくのを進めることができる。それには，おそらくアドバンテー
ジ／ディス・アドバンテージ法を使って探っていかなければならず，さらなる努力が
求められる。

　古い新聞を溜めることは，ホーディング傾向をもつ人に非常によくみられる。これ
に対し，以下のソクラテス質問法と計算による推測が役に立つこともある：
　　「この新聞のように，1部の新聞を読み終えるのにどのくらい時間を要します
　　か？」
　　「ここ数日，新聞を読むのにどのくらい時間を費やしましたか？」
　　「確かに，ここにある山積みから推測して掛け算をすれば，○○さんがどのくら
　　いの新聞を所有しているのかがたぶんわかるでしょう。［計算をしてみせる］
　　1,200部ほどあるようです。一部を読むのに30分かかり，週に2時間読むとすれ
　　ば，週に4部を読み終えます。1,200部を4で割れば，300週，6年で追いつきま
　　す。ただ，新しい新聞もありますから，毎週7部ずつ増えます。週に4部ずつ読
　　んでいくと，○○さんはいつも遅れて，山積みの状態はさらに大きくなっていき
　　ます。もし毎週の読む時間を2倍の4時間にすれば，ここにあるものすべてを読
　　み切るのに3年しかかかりませんが，新しい新聞は全部残ります。そこで，週に
　　4時間と新しい新聞のために3時間半の計7時間半を3年間続ければ完全に読み
　　切れます。1年以内で読み切ろうとすると，毎週22～23時間，新聞を読むことに
　　なり，パート・タイムの仕事のようです。このように○○さんは自分の時間を使
　　いたいですか？」
　　「○○さんの周りに読んでいない新聞の山積みを置いておきたいですか？」
　　「もしこれらの古い新聞を1部も読まなければ，○○さんの毎日の生活はどのよ
　　うなものになるでしょうか？　今から数年後に亡くなるとして，これらの新聞の
　　1部も読んでいないとします。○○さんの人生にとってこれはどれだけ重要でし
　　ょうか？」
　　「読むためにこれらの新聞を保管しておくことが，治療を始めたときの目標にど

のように役立ちますか？」

　これらの質問のいくつかの返答で，新聞を保管して読むことを明らかに変えたいとクライエントが示した場合は，セラピストは「これを変えるために何をしないといけないと思いますか？」と質問できる。この段階で，問題解決法は役に立つ。問題は，「読まないといけない多過ぎる新聞」と定義されている。選択肢には，現在の新聞購読契約を中止して，古い新聞を読む時間を短くすることが含まれるかもしれない。また，ソクラテス質問法を用いている間にクライエントが非理性的発言をしたときに，セラピストの個人的フィードバックを伝えることが役立つこともある。たとえば：

　　わたくしは，○○さんのように，実際毎日新聞は読んでいません。それはただ時間がないからです。ある日はタイトルだけを読み，別の日は2つか3つの記事だけを読み，記事の一部しか読まない日もあります。そして，読んだことを少ししかおぼえていなかったり，数日後には読んだ内容をすっかり忘れてしまうこともあります。まったく読まずにリサイクル箱に入れる日もあります。不経済のようですが，新聞よりもわたくしにとっては，実際，時間がもっと大切です。○○さんの体験と比べていかがですか？

　すべてを読んでおぼえておかないといけないというクライエントの非現実的で完璧主義的期待と，もしそうしないと自らを不適切と考えることを探す。このような態度は，次に述べた方略で対応可能である。

異なる見方や立場をもつ

　ほとんどの認知的方略は，クライエントが目の前の状況から距離を置いて考えたり，別の視点でとらえることを援助するようにつくられている。別の視点や相反する視点でとらえることは，異なる視点を見出すのに役立てることができる。これには同性の友人，家族，あるいは子どもをモデルにして，より関連する比喩として使うことができる。以下の質問が役立つだろう：

- 「それは，あなたの友だちの1人にも通じますか？」
- 「姉・妹（兄・弟）さんは，あなたに賛同すると思いますか？」
- 「あなたのお子さんにもこのことは教えたいですか？」
- 「わたくしにそれをするように薦めますか？」
- 「これを言った友人や愛する人に何と言いますか？」
- 「自分自身に何と言いますか？」

　反対や逆説的視点をとる際は，クライエントがアイテムを保存することに反対している間に，セラピストがクライエントにアイテムを保存するように説得を試みる。こ

の方略は，モノを処分することには改善しているが，ぐらつく決断を揺るぎないものに強める必要のあるクライエントを助けるために使われるべきである。クライエントは処分することを考えているアイテムを選び，セラピストはおもにクライエントが治療開始後の早いときにとっていたモノを所有し続ける態度に関するさまざまな論点を提供する。以下のやりとりは，動物のぬいぐるみのホーディングに関する一例である：

やりとり場面
　　Th ：でもそれはとてもきれいですし，○○さんは毛皮製のモノが好きですよね。
　　Ct ：そうです。好きですが，欲しいモノを既にたくさん持っています。それに，これはわたしが持っているモノほどよくないです。
　　Th ：じゃ，近所の子どもたちにこれをあげるために保管できますね。
　　Ct ：あげられるけど，子どもたちは既にたくさんのおもちゃを持っています。
　　Th ：では，慈善団体に出してはどうですか？あるいは寄付団体に持って行ってくれるように，○○さんが電話をかけるまで待つこともできますが。
　　Ct ：う〜ん，どうしてそうしたくないか考えられません。
　　Th ：では，○○さんが納得できる論点を考えるのに役立つのであれば，○○さんのリストの質問のいくつかをみてみましょうか？
　　Ct ：わかりました……リストはここです。わたしの時間が無駄になるし，他のモノに使いたいスペースをとってしまいます。自分のやり方で対処するために，もう1つやらないといけないです。それ以上に，もうこれはほんとうにかわいくない。醜い感じです。
　　Th ：でも，○○さんはぬいぐるみの気持ちを傷つけてないですか？
　　Ct ：……もうそこまで来ている感じです。これは古くて汚い詰めこんだ偽物の山積みでしかないです。ぬいぐるみは感情をもっていません。これを今処分します。
　　Th ：○○さんは，ほんの少しのサポートで大きなことをしましたね。○○さんの決断が揺らいでいるモノが何か他にありませんか？

思考記録
　　3章で"簡易思考記録用紙"を用いて，引き金になる出来事，考えと信念，これらが引き起こす感情と，結果としての行動との関連を理解するのに役立てることを筆者らは薦めた。エクスポージャー中は，クライエントがもっと納得できる他の可能性を明らかにするために問いかけることで徐々にこれらの信念を変え，その結果を記録する段階である。代替思考は，『クライエントのためのワークブック』の"思考記録用紙"に記入欄を追加して，"代替信念（思考）"と名づけて記録することができる。クライエントはソクラテス質問法も含めて，ここで紹介している技法を使って代替思考を考えることができる。クライエントが強い感情をいだく特定のアイテムにはまり込んでしまったときに，自宅で思考記録をつけることを課題とすることを筆者らは薦める。対象となるアイテム，考え，感情，代替信念，結果を記録することは，仕分けて

いる間に通常みられる思考パターンの反対の代替案を慎重に考えるプロセスをより現実的にするのに役立つ。1回の仕分けセッションで，難しい決断に関し1つか2つだけの課題を出すことを筆者らは薦める。

重要性の定義づけ：必要性対願望

　　過大視，過剰な一般化，感情的推論の思考スタイルは，モノを保管することがこの上もなく重要に思われる時点で，クライエントが所有物の重要性をより誇張することにつながる。クライエントが自身の目標と理性的思考に基づいて所有物の真の価値を決めることは，単に欲しいモノとほんとうに必要なモノを区別するのを助ける。『クライエントのためのワークブック』の"重要性の価値の定義づけスケール"をこのために活用できる。現在の所有物の中で中等度に困難であるが，処分するのが適切に思われるアイテムをクライエントに選択してもらう。セラピストが保管することが妥当と思われるアイテムをクライエントが選んだ場合は，ほとんどの人が処分すると思われる他のアイテムを選ぶように伝える。次項にある0〜10スケールを用いて，初期の必要度と願望の評価を求める。そして，ワークシートの質問と以下の追加質問を読んで，クライエントの生活での他の大切な目標との関係で所有物の真の価値を考えてもらい，評価値が変わるかどうかを判断してもらう。クライエントにこのエクササイズをとおして学んだことを語ってもらい，保管するか処分するかを決めてもらう。次のページに"必要度と願望スケール"の記入完成例を示した。考慮した方が望ましい追加質問には，以下のものが考えられる：

- ■「それがないと，死んでしまいますか？」
- ■「それがないと，あなたの安全性は損なわれますか？」
- ■「それがないと，あなたの健康は危険にさらされますか？」
- ■「これはあなたの仕事や雇用にとってなくてはならないですか？」
- ■「これは家計上の記録を順序よく保管するために不可欠ですか？」

入手必要度対願望スケール

考えているアイテム：　　6か月前の新聞の旅行セクションの記事

以下のスケールを使って，対象としているアイテムの必要度を評価してください。

入手必要度スケール

0 ----- 1 ----- 2 ----- 3 ----- 4 -----⑤----- 6 ----- 7 ----- 8 ----- 9 ----- 10
まったく必要ない　　　　　　　　　　　　　　　　　　　　　　　　なくてはならない

以下のスケールを使って，対象としているアイテムがどのくらい欲しいかあるいは望むかを評価してください。

入手願望スケール

0 ----- 1 ----- 2 ----- 3 ----- 4 ----- 5 ----- 6 ----- 7 -----⑧----- 9 ----- 10
いらない　　　　　　　　　　　　　　　　　　　　　　　　　　　　　　とても欲しい

ここで，選択したアイテムの価値をより慎重に考えてみましょう。このアイテムに対するあなたのほんとうの必要度を評価します：生きるため，安全のため，健康のため，仕事のため，経済的活動のため，あるいは娯楽のために，このアイテムが必要かどうかを検討するために，以下の質問に答えてください。

・あなたは，それがないと死んでしまいますか？　いいえ。もちろんそんなことはありません。
・それがないと，あなたの安全性は損なわれますか？　いいえ。
・それがないと，あなたの健康は危険にさらされますか？　いいえ，でも休暇の後は，ストレスが少し減っているように感じます。
・これはあなたの仕事や雇用にとって，なくてはならないですか？　そうでもありません。
・これはあなたの家計上の記録には不可欠ですか？（たとえば，税金や保険証書）　いいえ。

対象としているアイテムの必要度を，以下の入手必要度対願望スケールを使って，再評価してください。

入手必要度スケール

0 ----- 1 -----②----- 3 ----- 4 ----- 5 ----- 6 ----- 7 ----- 8 ----- 9 ----- 10
まったく必要ない　　　　　　　　　　　　　　　　　　　　　　　　なくてはならない

図8-2　入手必要度対願望スケールの記入完成例（次ページにつづく）

必要度は願望とは異なります。このアイテムをあなたが欲しいかあるいは望むかどうかを判断するために，それが実際に必要かどうかにかかわらず，それを所有したい衝動だけを考えてください。以下の質問について考えてください。

- あなたはこれが好きなので，保管していますか？　実際どのくらいこれを見ていますか？
    はい，旅行は好きです。
    それを手に入れてからは，見ていません。
- 思い出深いという感傷的な理由のために，これを保管していますか？　これはおぼえておくための最良の方法ですか？
    いいえ，これではありません。そこに行ったことは1度もありません。
    訪れたいいくつかの場所があり，これらの記事は他の場所を考えさせてくれます。
- 現在，実際にどのくらいこれを使いますか？　もし今すぐに使う予定があれば，これにお金を使いますか？
    それを使ったことがありません。
    いいえ，実際はそうでもありません。おそらく，少なくても数年間はその場所に行くことができないでしょう。
- 感情的な安心感や傷つきやすさのためにこれを保管していますか？　これはあなたをほんとうに守ってくれますか？
    いいえ。
    あてはまりません。
- これは情報や機会を提供しますか？　それはどのくらい現実的で重要ですか？
    はい，それは興味深い場所への旅行の機会を提供してくれます。
    それは現実ですが，わたしは今すぐにそこに行くことができないので，現時点では重要でないと思います。

ここで，以下の入手願望スケールを使って，対象としているアイテムをどのくらい欲しいかあるいは望むかを評価してください。

入手願望スケール

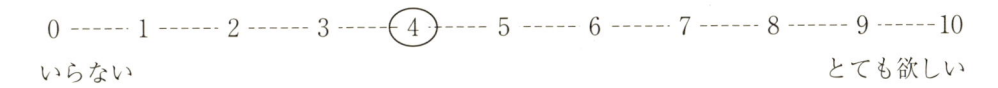

0 ----- 1 ----- 2 ----- 3 ----- ④ ----- 5 ----- 6 ----- 7 ----- 8 ----- 9 ----- 10
いらない   とても欲しい

コメントと結論：　これを保管したいですが，おそらく他の数多くの記事と混在していて，今すぐにこれらを実際使うことができません。もしほんとうにその場所に旅行する計画があれば，休暇計画ファイルの中に記事を入れるルールをつくれます。でも，すぐに旅行する計画がなければ，処分しますが，いずれにしろインターネットでそれを見つけることができます。

図8-2　入手必要度対願望スケールの記入完成例（つづき）

完璧主義の連続体

全か無かの二分法と完璧主義的な考え方をもつクライエントには，完璧主義の連続体に関する話し合いに，以下のスケールが特に効果的である。

完璧主義スケール

0 ----- 1 ----- 2 ----- 3 ----- 4 ----- 5 ----- 6 ----- 7 ----- 8 ----- 9 ----- 10

不完全／　　　　　　　　　　平均的／　　　　　　　　　　　　完璧／
間違っている　　　　　　　　大丈夫　　　　　　　　　　　　　まったく正しい

完璧にしなければならない活動（モノを適任者に渡す，ファイリング・システムをつくる）と完璧さを伴わない活動（夕陽を見る，音楽を聴く，朝食を食べる）を含んださまざまな活動を試みた場合の，クライエントにとっての結果を再検討する。それぞれの活動をどのくらい楽しめるか，あるいは，楽しむだろうかをクライエントにたずねる。クライエントがあまり完璧主義でないことによる可能性あるアドバンテージを理解したら，完璧な努力よりも健全な努力をしたときに，より楽しんだり達成するという仮説を確かめる実験をホームワークにする。

比喩とストーリー

クライエントが容易に理解しやすい役立つ情報を含んだ比喩とストーリーの活用も効果的である。他の認知的方略のように，目的はクライエントが自身から離れて，他の視点から状況を検討するのを可能にすることである。比喩やストーリーは，簡単なものでも念入りにつくられたものでも用いることができる。以下にその一例を示す：

- ミスをしないかとひどく心配している男性が，時間の経過のなかで，仕事上でのありきたりなミスに耐えられなくなり，仕事を辞めざるをえなくなりました。男性は，交通事故を起こしたり起こしそうになったことは一度もありませんでしたが，運転中にミスをすると信じていることに耐えられなくなるまでに，それほど長い時間はかかりませんでした。運転を諦めました。すぐに，台所で調理をしている間にミスをしないかと心配し始めました。台所に行くこともやめました。次に，階段を下りているときにミスをすることに耐えられなくなりました。自宅の2階に居続けました。結果的にすべての活動は潜在的なミスで満ちているようでした。男性は動くことをやめました。男性は何1つミスをしない完璧な人として亡くなりました。

クライエントに，非常に厳しい基準をもつコーチや上司と働くことと，寛大で教育的なスタイルのコーチたちと働くことを比較し，影響を考えることを求める。これはコーチが力強い大人で，プレイヤーが子どもの場合に，特に効果的である。というのも，子どもたちが，厳しい批判とネガティブなレッテル貼り（「おまえはなんてバカ

なんだ」）を伴う厳格なルールが出されるよりも，支持的で励ましてくれるスタイルの場合に最良の反応をすることが容易にイメージしやすいからである。ほとんどのクライエントは，自分の厳格なルールと，感情と考え，そして行動に対する自己表明の影響にこの比喩を容易に適用することができる。

　クライエントの完璧主義が，情報をおぼえていることや知っていることに焦点化されている場合は，すべてを申し分なく知っていたり，すべてを完璧に保管している人たちと，図書館司書や美術館の学芸員を比較してもらう。頭ですべての詳細についておぼえていたり，すべてを"そのままの状態"で保管したときの結果について慎重に検討する。そして，これを必要なときに情報を得るために，どこを見るかを知っていることと比較する。

　可能性のある機会を諦める必要性に関する話し合いを引き出すために，次のストーリーを用いることを考慮する。

■　ある女性は，学ぶためのすべての機会を活かさなければならないと無理強いされているように感じていました。彼女にとって興味深く思える雑誌や新聞を見るたびに，購入せざるをえませんでした。研修会の通知があると，新しい情報を入手し損ねるので，出席しなければなりませんでした。この抑え難い衝動があまりにひどくなり，ある日新聞売り場の前から動くことができなくなってしまいました。彼女の考えることは，目の前にあるすべての新聞と雑誌だけなりましたが，購入するには多過ぎて，すべてを読むには情報過多でした。そのため，どれを購入し，どれを"失って"いいか，決められませんでした。

　特に家族が早くよくなることを強く求めているが，治療での改善がゆっくり進むようであれば，クラッター状態の家の変化を賢明なダイエットによる体重減少に例える比喩が役立つだろう。体重の変化は毎日会っている人にはわかりにくく，変化は即時に明らかになることはないが，その人の気分は改善しエネルギーもより感じられる。数か月振りに会った人には，体重減少がすぐにわかる。

時間の価値づけ

　このエクササイズでは，クライエントに所有物にばかり目を向け続けるよりも，時間をどれくらいより効果的に使えるかを評価してもらう。多くのホーディングのクライエントは，「時間があれば」所有しているモノに対し行うことについて詳細な計画を立てている。しかし，それを行うための十分な時間を見つけることは決してないようである。ほとんどの場合，クライエントは処分することができない所有物に対応するのに必要な時間を極端に過小評価し，自分の能力を過大評価する。この問題は，収集しているすべての新聞を読むのにどのくらいの時間を要するかを算定する問題として前述した。

時間の算定は，クライエントが自分の時間をどのように使いたいかを話し合うことから始められる。

　「古い新聞を読むために，毎日かなりの時間を使いたいですか？」

　「そうすることで，○○さんの生活の他のどの部分が失われたり被害を受けますか？」

　「これは○○さんの価値観と目標にどのようにフィットしますか？　ここで，今振り返ってみましょう」

　所有物に対する"時間の価値づけ"の課題は，所有物に対する新しい考え方をもたらす。たとえば，1通のダイレクト・メールを読んで捨てるまでを，3分間の価値とする。その後さらに考えるために保管する場合は，時間の価値はもっと高くなるだろう。

中核信念を明らかにして代替案を見つける

　下向き矢印法とソクラテス質問法は，結果的にクライエントの収集と保管行為につながる中核信念とそれに関連する解釈と自動思考を明らかにするのに用いることができる。ソクラテス質問法は，エビデンスを再検討し，他の見方を考え，自分自身に対するレッテル貼り（例：不適切，愚か）の連続体を評価するのを助け，自分自身に対する別の柔軟な見方へ導くことによって中核信念を明らかにするのに用いることできる。これらに関する詳細な報告は，Wilhelm & Steketee（2006）の"Cognitive Therapy for Obsessive-Compulsive Disorder: A Guide for Professionals"（日本語訳なし）を参照して欲しい。

ホームワーク

　さまざまな認知的方略をホームワークの課題にできる。以下のものを参考にして欲しい。

- "問題のある思考スタイル・リスト"を見直し，よく用いていたり，セッションとセッションの間に用いた思考を明らかにしてもらう。クライエントに認知的歪みを回避するための代替思考アプローチを明らかにするのを求める。

- モノを仕分けているときに，"所有物に関する質問リスト"を用いるように，クライエントに伝える。

- "簡易思考記録用紙"を完成するか，"下向き矢印法用紙"を使って，所有物を手放すことに関連している信念を明らかにするようにクライエントに求める。

- "簡易思考記録用紙"を用いて，現在の信念の的確さを評価し，代替思考を考えることをおぼえておくように伝える。

- クライエントにオフィスでのセッション中に学んだ特定の認知的方略を練習してもらう（例：アドバンテージ／ディス・アドバンテージの検討や見方を広げる方略）。

- 自宅でのモノの仕分け中に決断が難しいと感じたときに，"入手必要度対願望スケール"を用いてもらう。

9章　モノの入手(収集)を減らす
（『クライエントのためのワークブック』の8章に対応）

必要物品

- クライエントの強迫的ホーディング・モデル（3章）
- エクスポージャーの段階表用紙
- 問題となる思考スタイル・リスト
- 下向き矢印法用紙
- 入手（収集）"必要度"スケール
- 入手（収集）"願望"スケール

アウトライン

- モノの入手を減らすために，エクスポージャー段階表の作成をクライエントと行う
- 代わりになる楽しい活動を見つけ行うのを助ける
- モノを入手しないエクスポージャー中に，認知的方略を組み込む

　ホーディングの問題をもつすべての人ではないが，ホーディングには過剰なモノの入手（収集）に関する困難さもみられ，実際ほとんどの人がこの困難さをいだいていることを既に説明した。筆者らの事例での最近の調査では，ホーディングのクライエントの80～90％がモノの入手に関する重大な問題をかかえていることが示されている。ほとんどが衝動的買い物をしているが，かなりの人は無料配布のモノを手に入れることに関する問題をもっていた。3章で，過剰なモノの入手や収集が，喜びや楽しさなどのポジティブな感情によって強化されているため，衝動抑制が難しいことを述べた。これは，ギャンブルやその他の嗜癖性の活動をしたときに気分が高揚する人たちと，入手行動を衝動性障害ではないかと疑う行動に類似している。抑うつ状態や苦悩，孤独感，その他の不快な体験のような心地よくない感情を緩和するためにモノを入手することがある。これらは，感情の自己調整を試みていることを示している。仕分けと処分するための介入のように，この状態への対応には，モノの入手（収集）とこれに関する信念の修正のために必要となる入手状況へのエクスポージャーを必要とする。目標は，衝動性に対する耐性を高めることである。エクスポージャーは，買い物や無料のモノを手に入れたい強い衝動につながるきっかけに対し特に焦点を当てることで，

これらの衝動に効果的に対応できるようにする。

　筆者らは，既に明らかなクラッターの問題が悪化しないように，クライエントにモノの入手への対応を行う動機がみられたら，後述する介入をすぐに始めることを薦める。モノの入手が特に問題である場合は，整理と他のスキルを学ぶ前であっても，介入の最初に行う。しかし，クラッターへのモノの入手の関与が軽度な場合は，モノの仕分けや整理，取り除きと一緒に，あるいはこれらの領域でのスキルを十分にトレーニングした後に取り組み始めることができる。治療に関する決定は，これらのどの領域でも問題の重大さに基づいて行う。

モノの入手（収集）モデルと治療計画の再吟味

　もちろん，モノの入手に対する治療は，アセスメント（2章）で得られた情報と，いつどのように生じて強化されるかに関するクライエントのモデル（3章）に基づいて行われなければならない。これには，定期購読，カタログ・オーダー，テレビやインターネット，ごみ箱から拾ってくる，店やガレージ・セールやがらくた市などの不用品即売会での買い物，予備のモノの購入，あるいはモノを盗む，無料配布のモノを集めたり，他の人がくれるモノを受け取るかどうかなどの情報も含まれる。多くのクライエントは，入手をするのを特に好む場所やモノのタイプがある。エクスポージャーは，クライエントが抵抗しにくい状況やアイテムの種類に合わせて計画されなければならない。認知的方略は，モデルの中で抵抗するのが難しい考えと信念に焦点が向けられる。

　エクスポージャーと認知面での治療を始める前に，モノの入手につながり強化される要因を十分に理解するために，1つかそれ以上の共通する入手状況をクライエントにイメージしてもらうことを，筆者らは4章で薦めた。モノの入手には心地よい感情を伴うため，衝動に抵抗するために代わりの喜びの源（ソース）を見つけることも援助する必要がある。これはアルコールの問題をもつ人が，近所の飲み屋に行って，飲み仲間と一緒に過ごす代わりに，他の場所や活動，仲間を見つけるのを援助することに似ている。モノの入手は，コーピングの1つであったり，気分調整の方法としての役割を果たすことがあるので，不快な感情に対処する代わりの方法を見つけなければならない。モノの入手に伴う喜びと苦痛緩和の代替法を明らかにするために，必ず十分な時間を充てなければならない。これが不十分であると，治療の失敗と再発につながる。

モノの入手（収集）の引き金の回避

　治療に対する動機が高いクライエントは，モノの入手のエピソードが始まる引き金

を避けることだけで，早期にモノの入手をやめることができる。たとえば，土曜日の朝に外出をしなければ，値札セールやガレージ・セール，がらくた市を見ないですむ。この方略は，クライエントの動機が高い状態で維持されていれば，短期的効果はみられるだろうが，モノの入手の引き金を回避することは長期的には機能しない可能性がある。入手行動を効果的にコントロールすることができるか否かにかかわらず，この方略を用いてモノの入手に関する強い引き金やきっかけがある場合の入手に対する衝動コントロールを学ぶことは重要である。モノの入手状況へのエクスポージャーが必要となるが，それは後述する。

モノの入手（収集）を減らすための動機を高める

　　モノの入手を減らす動機は，楽しみをもたらす活動を諦めるのを強制されているようにクライエントはとらえるので，弱まったり強まったりする。そのため，クライエントがそれまでのセッションで話し合われた自らの目標，優先事項，そして価値観を思い出すように援助する必要がある。クライエントがこれを行う重要性と課題へのコミットメントを評価するのを助け，モノの入手を減らすことに伴うアドバンテージとディス・アドバンテージに重きを置き，いつどのくらいの額を購入したり収集するかのルールや目標を設定するために動機づけインタビュー法の一部を活用する。もちろん，この方法は入手行動を強化する信念修正のために計画される。

アドバンテージとディス・アドバンテージ（メリットとデメリット）

　　ホーディングの他の要因を明らかにするために，クライエントとセラピストは最初に，強迫的入手行動がクライエントにとってどのようなベネフィットをもたらし，この衝動に従うことで何を回避しているかを理解しなければならない。クライエントは，苦悩状態や抑うつ的なときに，モノを入手することで気分がよくなるのをよくわかっている。しかし，この効果は短時間しか続かず，長期的影響は不幸せにつながるだけであることを必ずしも常に理解していない。ケース・フォーミュレーション中（3章）にこのプロセスを明らかにした後で，『クライエントのためのワークブック』の8章にある"アドバンテージ／ディス・アドバンテージ・ワークシート"を用いて，モノの入手のアドバンテージとディス・アドバンテージを調べることにより，クライエントの変わりたいという願望を強めることができる。

　　モノの入手に対するアドバンテージの典型的な理由には，購入後に気持ちがよくなったり，高揚気分にさえなる，購入可能な商品から離れることに対する罪悪感をやわらげる，苦痛や抑うつ気分を軽減する，大切な機会を失わずにすむ，などが含まれる。モノを入手するディス・アドバンテージと入手しないことのアドバンテージの例を表

表9-1 モノを入手するディス・アドバンテージと入手しないことのアドバンテージ

モノを入手するディス・アドバンテージ （デメリット）	モノを入手しないことのアドバンテージ （メリット）
・さらに多額の借金を増やす ・借金への不安が高まる ・経済的問題のために，配偶者やパートナーからの非難を引き起こす ・モノを置くための十分なスペースがないので，クラッターを増やす	・もっと必要な，あるいは価値のある他のモノに使えるお金ができる ・ほんとうにしたいようにモノを飾ったり使用するスペースを持てる ・入手することを強いられるように感じる代わりに選択肢をもつことができ，コントロール感覚が高まる

9-1に示した。この方法の通常の活用の仕方として，クライエントが自分の行動に関する結論を導くためにアドバンテージとディス・アドバンテージの数と重要性を考えるのを助ける。

モノの入手（収集）に関するルール作成

　クライエントがモノを入手するのを今までよりも減らすことに同意したら，特に入手（収集）の問題に強く関連しているアイテムや活動（例：値札セールに行く）に関する目標を達成するためのルール作成を援助する。たとえば，クライエントは以下のことがなければ，入手しないことを決める：

■　次の月に使用する計画がある
■　購入にクレジットカードを使用しなくても，十分なお金がある
■　クラッター状態ではない場所に置けるスペースがある

　ルールの一部は一時的なものである。たとえば，短期的にはすべての雑誌と新聞の定期購読を中止し，クラッター状態が特定のレベル以下に減少するまで，購入するモノの数の制限を設ける。この方略のアドバンテージは，買い物などを減らす練習への過酷さをそれほど強く感じにくくすることである。

エクスポージャー

　クラッターに取り組むように，モノを入手する問題への対応には，入手することへの衝動に直面することを必要とする。モノを手に入れないエクスポージャーを繰り返すことは，欲しいモノを入手しないことへの不快感に耐えるトレーニングであり，入手に伴う意味を変えることになる（例：ミスをする，いざというときのために予備を準備しておかないなど）。

モノを入手しない（非取得）エクスポージャーは，より容易なことから始めて漸進的に難しいことに進んでいくというように，段階的に順序立てられなければならない。通常，これは特に好きな入手場所とアイテムへの接近度を高めることを意味している。

　店での買い物によって溜め込むクライエントには，筆者らが"買い物しないドライブ（ドライブ・バイ・ノンショッピング（drive-by-nonshopping））"と名づけている方法から始めることができる。商品に触れずに店の中を歩き回り，次に購入しないで手にとってみるという方法である。これらのエクスポージャーの状況は，"モノの入手（収集）用紙"（3章）の情報と，4章で用いたモノの入手イメージ課題の情報に基づき行われなければならない。クライエントと一緒に，考えられる練習の状況リストを作成した後で，苦痛がもっとも弱いものからもっとも強い順に並べるのを一緒に行うか，クライエントが1人で行うホームワークの課題とする。図9-1は"エクスポージャー段階表"の記入完成例である。

　段階表を作成した後に，どれがクライエント1人で行えるか，そして購入衝動や入手に対し抵抗が難しすぎるために，どれがコーチ（家族や友人など）のサポートを得て行うかと，セラピストと一緒にすべきことは何かを決めなければならない。たとえば，運転して店の横を通り過ぎたり，店の外に立つことは，クライエント1人あるいは他の人と一緒であれば比較的容易に達成しやすいかもしれないが，店内に入ることはより難しくなりやすい。セラピストが少なくとも1～2店舗か他の入手場面に同伴し，クライエントがこの状況に完全に直面して，実際に効果的なスキル（例：質問法，アドバンテージ／ディス・アドバンテージ法，後述する他の認知的方略を用いる）を

購入しないためのエクスポージャー練習段階表

	状況	苦痛レベル（0～10）
1.	買い物をしたことがある店の前を運転して通り過ぎる	1
2.	値札セールやフリー・マーケットの横を運転する	2
3.	買い得なセールの貼り紙がある店の外に立っている	2
4.	買い物をしたことのある店の近くに立っている	3
5.	何も購入しないで，がらくた市を歩き回る	4
6.	好きな店に行き，何も購入しないで店内を歩き回る	5
7.	セール中の店内を歩き，何も購入しない	6
8.	CDショップで欲しかったCDが安くなっているのを見ても購入しない	7
9.	高額な購入品を返品する	8
10.	いつも行く店の1つで，セール中の商品に自分のサイズのモノを見つける	8
11.	大好きな店でセール品を試着しても購入しない	9
12.	長い間探していたモノを格安な値段で見つけても，購入しない	10

図9-1　エクスポージャー段階表の記入完成例

学習することを筆者らは薦める。

　購入しない状況を援助者と一緒に設定するために，家族や友人の積極性と面倒見のよさを確認し，課題の支援に同意を得る前にセラピストが援助者と話す必要があるかどうかを判断しなければならない。これは，課題に関する教示の指示に沿ってどのくらい実行できるかというクライエントの能力に対する自信と，クライエントが課題を的確に説明できるかに関するセラピストの確信度に基づくからである。どちらかでも疑わしい場合は，セラピストが援助者とクライエントを一緒に，対面あるいは電話で直接説明することを薦める。

　クライエントに，10分ごと，あるいは苦痛状態の変化に気づいたときに，0〜10ポイントの苦痛スケール（「0」は苦痛はなし，「10」はもっとも強い苦痛）で苦痛レベルを評価し記録してもらう。これは，クライエントが手に入る程度の小さなカードを持ち歩くか，援助者に伝えて記録してもらうことができる。どのくらい早く苦痛がやわらぐかによって，その場に留まる時間を決める。目標は，店内に居続けても，苦痛と購入したい衝動が明らかに軽減することをクライエントが体験することである。しかし，商品を目の前にして，強い衝動が生じても，援助者が一緒にいるだけのために抵抗するような場合は，エクスポージャーが早過ぎ，可能ではないかもしれない。入手あるいは購入しなくても有害な結果が起きない経験を増やし，苦痛に効果的に対応する方略を用いることで，衝動は減退する。エクスポージャー中の苦痛レベルの記録だけでなく，用いた対処法の記録も確実にしてもらい，これらの方法がどの程度効果的であるかについて後で話し合う。

　この点で重度の問題をもつクライエントには，購入しないエクスポージャーを集中的に計画することも可能である。クライエントの状態が最小限の計画と話し合いで，購入しないエクスポージャーが行えるとセラピストが確信を得た後で，これらのエクスポージャーを他のホーディングの問題（整理，仕分け，処分）へのエクスポージャーと織り交ぜて行うことができる。購入しない段階表のすべてのアイテムへのエクスポージャーは，クライエントが問題の生じやすいすべての状況で容易に不適切な購入をしないでいられるまで，治療を通して継続されなければならない。

楽しみと対処の代替源

　クライエントによっては，買い物やモノの入手が主要な楽しみになっていることがある。その場合は，同等の楽しみと満足感が得られる代わりの活動を見つけることが重要である。治療のこの段階では，クライエントに喜びや興味をいだける代わりの活動を見つけ行うように求める。たとえば，土曜日にがらくた市やガレージ・セールなどの不用品即売会に出かける代わりに何をしたいかをたずねる。特に自発的に，あるいは1人で，あるいは友人と一緒に自宅内外で行える代替案の短いリスト作成のためにブレイン・ストーミングをして，問題解決スキルを使うように伝える。クライエン

トに提案する際には，以下のリストを参照する。

満足感の得られる代替活動リスト
- 美術館や他の興味のある名所旧跡など（歴史的建物，地域の展示会）に行く
- 図書館に行き，読む本を借りる
- 図書館から借りてきた本を読む
- 映画館に行ったり，自宅でDVDを観る
- 友人とレストランに行く
- 友人と散歩やハイキングに出かける
- 講演会や研修会に参加する
- 地域の学校などで開催されている生涯学習の講義を受講する
- 地域の会合や趣味や関心事のある集まりに参加する

　それぞれの活動でどのくらい満足感が得られるかを0～10のスケール（0＝まったく楽しくない，10＝これまででもっとも楽しい）でクライエントに評価してもらう。もっとも実行しやすく，楽しくてクライエントの目標や関心事に一致している2つから3つの活動を選択し，次週までの間に行うことをホームワークにする。このとき，クライエントが活動を行うための時間を確実に計画し，どのくらい楽しいかについて実施前の予測と活動中に実際に感じたことを0～10スケールで評価し記録するのを確実に行ってもらう。これは，買い物をしない活動でも十分な楽しみを感じられるかどうかを判断する行動実験となる。

　苦痛や気分の不調をモノの入手で軽減しているクライエントには，コーピングとしての代替方略を提供することが同様に重要であり，前述したリストのいくつかの活動には，このような効果を提供することがある。他のコーピング方略として，既に説明した問題解決技法を用いることができる。

認知的技法

　クラッターの仕分けに取り組むためには，認知的方略は考え方と信念を変えることにすぐれた方法で，モノを入手しないエクスポージャーへの効果的な対応にも役立つ。以下に説明する方法は，特にモノの入手衝動への抵抗を助けるためにつくられている。オフィスでのエクスポージャーの計画を目的としたセッションと，実際の購入状況で活用できる。

歪んだ思考スタイル
　この方略（8章で概説）は，クライエントがモノの入手に関し発言したときにも同様に役立つ。必要に応じて，『クライエントのためのワークブック』の"問題となる

思考スタイル・リスト"を参考にする。

下向き矢印法

　　下向き矢印法は，モノの入手状況へのエクスポージャー中に特に抵抗が難しいと思われたときの，クライエントのモノの入手への強い衝動の理由を理解するために用いることができる。以下に，あるクライエントがディスカウント・ストアでセール中のDVD購入に対する抵抗が難しく，何枚か購入したくなった場面に関するやりとりを示した。

やりとり場面

Th　：では，このバーゲンには抵抗するのが難しいのは明らかですね。それらを何も購入しないことに関し，どのような考えが浮かびますか？

Ct　：ええっと，これはとっても買い得です。もし何枚かを買えば，数ドル節約できます。

Th　：もし買わなければ，何が起きるでしょうか？

Ct　：かなりいい機会を失います。これはチャンスです。

Th　：チャンスを失う……それは何を意味しますか？

Ct　：楽しみを失います。

Th　：何がそれに関しそんなに悪いのでしょうか？

Ct　：置き忘れてきたようで，気分が悪くなります。

Th　：これで最悪なものは何ですか？

Ct　：ばかげているのはわかっていますが，自分自身を楽しむことは二度とないように感じます。自分のことを二度とよく感じることはないと……

Th　：そうですか。このバーゲンで購入しないと，○○さんがご自分自身を二度と楽しめないと思うと言われているように思いますが，理にかなっていますか？

Ct　：いいえ，たぶん理にかなっていないと思います。でもそのときは，とっても大事なように思います。わたし自身を見失うような感じです。

Th　：見失う？　それはどこから生じていると思いますか？

　　この論点から，クライエントとセラピストは，セールやバーゲンのアドバンテージを活かさないことが，こころの中で自分自身を楽しめないこととどのように結びついているのかを調べていくことができる。たとえば，必ずしもそうとは限らないが，幼少期の剥奪状態から生じているかもしれない。ソクラテス質問法（以下に概説）を用いた詳細な検討は，クライエントにとってより多くの意味をなすバーゲンに抵抗するための代わりになるアプローチを見つけるために用いることができる。

ソクラテス質問法

　　ソクラテス質問法は，モノを入手する必要性の意味とエビデンスを確かめるために

計画されており，あるアイテムを購入しないと不幸な結果が生じるとクライエントが実際に考えているのかどうかに焦点を当てるために用いられる（例：「二度といい気持ちになることはない」「わたしの人生は意味がない」「他の人に受け入れられない」）。たとえば，下向き矢印法の質問に対し，クライエントが「これを買わないと，自分を愚かに感じる」（感情的推論）と発言した場合，セラピストはエビデンスを検証するために，以下のソクラテス質問法の質問を用いてみる。いくつかの質問が，少しずつ表現を変えて1回以上用いられていることに気づくだろう。

- 「これを購入しない他の人も愚かですか？」（ダブル・スタンダード）
- 「わたくしがこれを購入しなかったら，わたくしを愚かだと思いますか？」（セラピストを例に用いる）「なぜそうではないのですか？」
- 「これを購入しなかった場合，ほんとうにこれが何を意味するのかを説明するためのもっとも的確な方法は何でしょうか？」
- 「何かを購入しないときは，たいてい自分を愚かだと感じますか？」（他の状況への般化）
- 「○○さんが触れたすべてのモノがチャンスを意味するとは限らないのではないですか？　全部買うべきではないのでは？」（悪魔の支持者）「なぜそうではないのですか？」
- 「モノを入手することのアドバンテージとディス・アドバンテージを検討したとき，モノを入手するすべての機会のアドバンテージを得ることは，○○さんが望むような生活を送る能力を邪魔すると結論づけたと思います」［矛盾する情報を思い出してもらう］「もしそれが真実であれば，これを購入しない○○さんが愚かだという考えは，どのようにフィットしますか？」（論理的に評価する）
- 「いくらかでもミスをおかすことが，○○さんが愚かであることを意味するのかどうかを，とても知りたいです」（他の状況への般化）「それについて話してくれませんか？」
- 「他の人やわたくしはどうですか？　同じミスをしたときは愚かに感じるべきですか？」（異なる視点を考える）「なぜそうではないのですか？」

　クライエントが，自分の前提に日常的に疑問をいだき始め，自分自身を愚かとレッテルを貼ることで役立つことと的確さに挑み始めたら，セラピストは，考えの由来（例：自分独自の見方や過去に影響を受けた人）がどこにあると考えるかをたずねることができる。この質問は，疑わしくなったオリジナルの前提（「これを買わなければならない」あるいは「わたしは愚かだ」）に異なる視点を統合するのに役立つ。これらの変化は，一般的には一度にすべてに対し生じるというよりも，徐々に変わっていくので，クライエントがいだいている強い信念を放棄するまで，セラピストはこれらの質問法を何度も繰り返す必要があるだろう。

可能性を推定し，結果を計算する

　　クライエントが商品を手に入れたときの価値（魅力，有用性，利得）を過大評価し，有効に使用する実際の時間（例：修理する，ハンドクラフトをつくる）を過小評価することは，非常に一般的である。8章の新聞の仕分けのように，手に入れたい商品から得られるベネフィットを現実的に考えるのを助ける必要がある。話し合いが口論にならない限り，この点に関する特定の質問は役に立つことがある。動機づけインタビューのように，一度に多くの質問をたずねることを避け，クライエントが抵抗を示すようであったら，その話題は後回しにするか，別のアプローチを用いる。たとえば，20本のシャンプーを使い切るのにどのくらいの時間を要するかと，保管するために必要となるスペースに対する重さと，クライエントの長期間同じ製品を使いたいという希望に対するいくつかの質問が適しているだろう。ごみ箱から壊れたモノを拾い上げてくることが習慣化されているクライエントの場合は，実際にいくつ修理をして使用したかをたずねる。対象となるモノを役立つようにするのではなく，実際に使ったり，売ったり，それに対する最初の計画を達成したかを質問する。たとえば，「修理したモノとまだ壊れているモノの比率はどのくらいですか？」「この比率で，5年以上経過したときどうなりますか？」，強迫的買い物の問題があるクライエントに対しては，「現在のお金の使い方のペースであれば，1～2年後の借金はいくらになっていますか？」などの質問である。

必要性対願望の評価

　　モノの入手や購入において必要性と欲求や願望を混ぜ合わせてしまうように，仕分けに関しても，8章で概説した同じ手順で必要度と願望を評価する。クライエントに入手したいが明らかな使用目的や必要性がみられないアイテムを選んでもらい，必要度を0～10スケール（0＝まったく必要ない；10＝なくてはならない）で評価してもらう。スケールを洗練するのを助けるために，食料や水のようになくては生きていけないモノを考えるように求める。それを以下のスケールに〈生きるために必要〉と見出しのある「10」の位置に書き込む。次に，持っていたいが購入する必要がなかったり望まないモノ，たとえばベンツ（車）やダイヤモンドのネックレスなどを考えてもらい，これを「0」に位置づける。そして，"必要度スケール"を以下のように変更する：

入手必要度スケール

0 ----- 1 ----- 2 ----- 3 ----- 4 ----- 5 ----- 6 ----- 7 ----- 8 ----- 9 -----10
まったく必要ない　　　　　　　　　　　　　　　　　　　　　　なくてはならない
（生きるために）　　　　　　　　　　　　　　　　　　　　　　（生きるために）

　　安全面，健康面，雇用面，経済面，娯楽面など，異なる必要性ごとに分けた方が役立つだろう。ここで，このスケールを用いて，クライエントに手に入れたいモノの必

要度を再評価することを求める。対象となるアイテムに対する評定値は下がりやすく，この段階でクライエントは必要なモノとその目的の見方を広げている。

次に，クライエントに"入手願望スケール"を作成してもらい，同様に評価してもらう。たとえば，好きな食べ物のなかで最下位にくる食べ物（ライ豆）ともっとも好きな食べ物（チョコレート・ケーキ）は，同じ願望得点の評価はされないが，空腹状態によって似た評価を受けることもある。

入手願望スケール

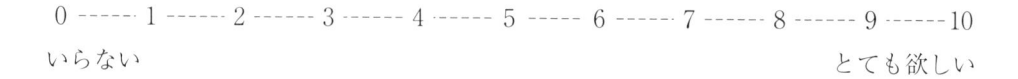

0 ----- 1 ----- 2 ----- 3 ----- 4 ----- 5 ----- 6 ----- 7 ----- 8 ----- 9 ----- 10
いらない   とても欲しい

対象となるアイテムに対する願望を再評価しやすいように，以下の質問を用いる：

- どのくらいこれを手に入れる必要がありますか？
- これがないと，あなたは死んでしまいますか？
- それがないと，あなたの安全性は損なわれますか？
- それがないと，あなたの健康は危険にさらされますか？
- これはあなたの仕事にはなくてはならないですか？
- 家計上の目的のために，これは必要ですか？　（たとえば：税金や保険証書）
- これを必要とする他の何らかの理由がありますか？
- あなたはこれがほんとうに**必要**ですか？　それとも持っているとただ**便利**ということですか？

生活における他の重要な目標との関係で所有物の真の価値について話し合ったら，対象となるアイテムへの願望の再評価を求める。評定値が下がった場合は，このエクササイズのどの部分が役に立ち，この方法を購入しないホームワークの練習中にどのように使えるかについて話し合う。

モノの入手（収集）に関する質問

必要性と願望に関する前述した質問に加え，店や他の場所で無料のモノを入手するエクスポージャー中に，追加質問が入手したい衝動を評価するのに役立つだろう。これらと前述した質問は『クライエントのためのワークブック』に含まれている。

- これはわたしの個人的価値観とニーズにフィットしているだろうか？
- これに似たモノを既に持っていないだろうか？
- 今，気分が悪い（怒り，抑うつ気分など）から，これを購入しようとしているのだろうか？

- 1週間以内に，これを手に入れたことを後悔しないだろうか？
- これなしでなんとかやっていけないだろうか？
- これを修理する必要がある場合，修理のために十分な時間があるだろうか？あるいは自分の時間を他の活動に使った方がいいだろうか？
- 近いうちに，これを実際に使うだろうか？
- これを置く特定の場所があるだろうか？
- これはほんとうに貴重あるいは役に立つだろうか？ あるいは，今これを見ているから，このように思うのだろうか？
- これは良質だろうか？ （正確さ・確実さ・魅力）
- これを手に入れないことは，わたしのホーディングの問題を解決するのに役立つだろうか？

ホームワーク

　セルフ・エフィカシーを高めるために，クライエントが少なくても75％は達成できると確信をもてるものをホームワークの課題として選ぶようにする。

- 『クライエントのためのワークブック』の"エクスポージャー段階表用紙"を使って，クライエントにエクスポージャーの状況リストを作成してもらい，もっとも容易なものからもっとも難しいモノの順に並べることを求める。

- モノを入手しない状況の練習を行うことの同意を得て，次回のセッションまでにセッション中に話し合えるように記録してもらう。1回の練習状況ごとに，1枚ずつ"練習用紙"を使って，対象となる内容とアイテムを記録してもらう。

- 入手や購入しないエクスポージャー中に，特定の認知的方略を用いるように求める（アドバンテージ／ディス・アドバンテージ法，可能性と結果の推測，必要度対願望スケール，質問リスト）。

- 1週間の間に実施してもらうために，モノを入手する代わりの楽しい活動を選んで，計画してもらい，実施中の楽しさレベルも記録するように求める。

10 章　再発防止
（『クライエントのためのワークブック』の 9 章に対応）

必要物品

- 改訂版保存インベントリー
- クラッター・イメージ・スケール
- 保存認知インベントリー
- ホーディングに伴う日常生活活動スケール
- 3 章で作成したクライエントの強迫的ホーディング・モデル
- 4 章で作成したクライエントの治療目標
- 治療スキル・リスト

アウトライン

- この時点までのクライエントの改善を振り返る
- クライエント独りでのセルフ・セッションとブースター・セッションを活用し，継続して取り組んでいくための方略をクライエントと一緒に考える
- もっとも効果的な治療方法を明らかにする
- 挫折と一時的な停滞を予測し，対処方略を立てる

　このモジュールは，目標に向かって少なくてもある程度クライエントが改善しているが，改善を達成するためにはさらなる取り組みが必要である場合を想定している。治療の最終段階では，2 週間の間隔をもった 2 回のセッションを設定しなければならない。加えて，クライエントのニーズに応じて，ブースター・セッション（補助・後押しセッション）を追加できる。

改善の振り返り

　治療の最終段階でのセッション中に，達成したことを維持し改善を続けるためのセルフ・エフィカシーを高めるために，クライエントが達成したことを強調することが重要である。これは，クライエントの弱さとそれらをどのように克服するかも含んだ誠実な評価でなければならない。クライエントが改善してきていることと，サイコセ

ラピーで学んだ特定の対応方法を用いていることを称賛しなければならない。サイコセラピーでの改善を振り返り，今後の見通しがどのようなものであるかについて話し合う。ほとんどのクライエントは，強迫的ホーディングの問題から完全に自由になるという目標を達成しておらず，今後も残りのクラッターと，数か月から数年にわたりモノを入手したい衝動に対応していく必要がある。

　アセスメント用紙（改訂版保存インベントリー，クラッター・イメージ・スケール，保存認知インベントリー，ホーディングに伴う日常生活活動スケール（ADL-H））を再度用いて，ホーディングに関するすべての領域でどのくらい変化したかを明らかにすることを筆者らは薦める。これらのスケールの得点は，整理する，入手する，処分する，クラッターなどを含んだホーディングのそれぞれの領域ごとの改善の話し合いに用いることができる。表10-1は，クライエントの変化を示す１つの方法で，治療開始時に実施されたアセスメントの得点の変化の割合を挙げている。

　これまでにクライエントが成し遂げたさまざまなことを明確化することは，クライエントのセルフ・エフィカシーに対する信念を強める。そして，一番効果的であったと思われる特定の活動と方略について話し合うように働きかける。改善にむらがあったときは，クライエントが将来に対し何を期待するかに関して，浮き沈みという視点で振り返ることを筆者らは薦める。「それぞれの領域でクライエントが将来の改善を期待できることは何ですか？」と問いかける。自分が達成したことを過小評価し落胆しがちなクライエントには，日々の比較を避け，代わりに広い視点でとらえるように援助する。

　介入の時間が限られている場合は，クライエントにセッションに終わりがあることを思い出してもらう。クライエントが自らの改善とセラピストとの定期的なコンタクトを失うことへの見通しに対し心配や不満をいだいている場合は，それらについての考えや怖れを話すように求める。懸念や考え方が不合理であれば，ソクラテス質問法を用いてこれらを評価してもらう。治療を終了するアドバンテージ（例：セラピストへの依存が少なくなる，学んだスキルや自立する練習機会をもつ，他の活動に今までよりも多くの時間が使える，出費が少なくなる）に関する問いかけが役に立つこともある。クライエントにとって適切であるとセラピストが判断すれば，クライエントの苦闘において独りではないことを伝え，ホーディングへの取り組みには今後何か月か，さらに時間を要することに自信をもってもらうように働きかける。クライエントにとって，もっとも効果的と思われた方略をセラピストと一緒に再検討し，継続して行う

表10-1　ホーディング症状の変化

スケール	開始前	終了時	変化率（％）
改訂版保存インベントリー	65.9	41.4	37
クラッター・イメージ・スケール	4.5	2.7	40
保存認知インベントリー	101.4	69.8	31
ホーディングに伴う日常生活活動スケール	2.29	1.48	35

ための計画を立てることを忘れないようにクライエントに伝える。

　最後のセッションでは，サイコセラピーの全過程を振り返ってもらい，自分に関し何を学び，今後の取り組みのために何を行う必要があるのかについて語ってもらう。特に改善に関するコメントをして，サイコセラピーのなかでクライエントが行ってきたことと学んだことを強化する。クライエントにサイコセラピー全般へのフィードバックを求め，最後にクライエントに率直なフィードバックを伝える。たとえば，「〇〇さんと一緒に取り組めたことは非常に大きなことでした」「〇〇さんと一緒に取り組めなくなることを寂しく思います」「一緒にしてきたことがお役に立てて嬉しいです」「〇〇さんに多大な信頼をおいています」などである。

セルフ・セッションとブースター・セッションでの取り組みを続ける

　クライエントのセルフ・セラピーの計画についても話し合い，隔週でのセッションにしてセッション回数を徐々に減らしていく間に，実際に導入することができる。筆者らはクライエントにセルフ・セッションを，セラピストとのセッションと同じ曜日と時間に計画するように提案する。クライエントが月曜日の午後4時にセラピストとの時間をもっていたとすれば，この時間は自分自身で行うセルフ・セラピーのセッション時間とする。前もってセルフ・セッションの時間を計画し，カレンダーへの記入をクライエントに薦める。サイコセラピーの最終段階では，毎週のセッションから始めて，月に2回，月1回，そして1季節に1回と，徐々に減らしていくのをクライエントは希望するかもしれない。

　セラピストは，セルフ・セッションのアドバンテージ（例：クライエントが必要なときや再発を防止するために学んだスキルを確実に思い出す機会にする）とディス・アドバンテージや恐怖感（例：「自分独りではできない」「時間がかかり過ぎる」「する必要がない」）を再評価すべきである。セルフ・セッションやストレスがかかったときに，サイコセラピー中に書き留めたノートを読み返すようアドバイスすることもできる。クライエントはセラピストと一緒に，整理，モノの入手，所有物を手放すなどのまだ残っている症状を解決するためのスケジュールを立て，セルフ・セッションの時間の一部を用いてこれを達成するための計画を細かく立てる。選択した活動（例：仕分けやファイリング）を行うきちんとした計画が必要になるかもしれない。

　加えて，クラッターが再蓄積されるのを防止するための特別な計画を立てる。まず，何が起こるかを明らかにする（例：購入したモノを片づけるのに疲れ過ぎている，その日の郵便を開けるのを急ぎ過ぎる，セールを見る，必要なモノの在庫がある）。そして，次に何をすべきであるか，どのように行うか，そしてどのように強化するかを決める。さらに，これらの問題が生じたときの解決に誰にサポートしてもらうかも決める。

　クライエントが習得したことを強化するために他の方法が役立つこともある。たと

えば，役立つ手順や質問をICレコーダーに録音し，この問題に取り組むときに脇においで実施前（あるいは実施中）に聴くことを希望するクライエントもいる。また，クラッターをしないための心地よい環境づくりのために，気に入っている音楽を聴きながら行うことを選ぶクライエントもいる。クライエントの進捗状態を最初に話し合った後の1年間に2〜3回のブースター・セッションをもつことを筆者らは薦める。1回目のブースター・セッションを1〜2か月後に計画し，次回以降は必要に応じて設定することが望ましいだろう。ブースター・セッションは，クライエントにとってはつながりを感じ，取り組み続ける動機を高めるのを助けることを目的としている。セッションでは，ホーディングの問題がコントロールできるようになった後で，残っている問題となるホーディングのどのような領域でも，他の心配（例：併存した問題，これまでの借金への対応など）にも焦点を当てることができる。クライエントによっては，問題への取り組みを継続する動機づけに役立てるために，毎月の電話やe-mailから恩恵を受けることもある。

地域のサポート・グループやオンラインでのサポート・グループがあれば，情報を書いて提供する。他のサポートにはOC財団（www.ocfoundation.org/hoarding）のような関連する他の支援団体に入会したり，Tolin, Steketee, Frost著"Buried in treasures: A Workbook for Compulsive Hoarding, Saving, and Collecting"（2007）（日本語訳なし）などのセルフ・ヘルプの書籍を読んだり，強迫的ホーディングに関する研究結果（本書の巻末の"推薦図書と関連資料"参照）などがある。必要に応じて，フォローアップとしてアセスメントの機会を調整する。

治療で用いた技法の振り返り

再発防止のために，サイコセラピーで用いた技法を振り返ることは極めて重要な活動であり，クライエント自身が何を学んできたのかを想起するのに役立つ。サイコセラピーの初期段階で作成した強迫的ホーディングとモノの入手モデル（4章参照）を振り返ることから始める。クライエントに，これらのモデルがまだ適切であるか，あるいは何か変えたいことがあるのかをたずねる。すべての変化を記録し，クライエントにとって参考となるように修正したモデルのコピーを渡す。サイコセラピー終了後に実施が必要なことについて，このモデルを使って質問する。サイコセラピー中に取り組んできた一般的な原則の想起を促し，クライエント自身のスキルと個別の目標を強調する方向で明確化するのを手伝う。以下に例を示す：

- 容易なアイテムから始めて，より難しいアイテムに対応していく

- 変化には時間を要するため，忍耐強くあり続ける

- 小さな変化を無視しない

- 独りでそれを行うのに十分強くないときは，援助を得る

- 自分自身に対し完璧主義ではないが，揺るがずにいる

　次に，治療計画段階で作成した"治療目標用紙"を見直すことで，最初の治療目標を思い出してもらう。目標に視点を向けることは，症状の変化（例：モノの入手，クラッター，モノを処分する能力）と同様に獲得したスキル（例：整理，モノの入手衝動への抵抗，問題解決，集中力の維持）も含めて，実際にクライエントが達成したことを振り返ることになる。

　そして，『クライエントのためのワークブック』にあるクライエントの"個別セッション用紙"と他の用紙を見直し，学んだ方法を振り返る。今後に活用できるように，表10-2に挙げた治療で用いた技法リストを振り返るように伝える。ツールボックス（工具箱）の比喩を用いて，1つひとつの方法がツール（道具）であることを説明する。クライエントにとってもっとも効果的な方法と内容を明らかにするのを助ける（例：クラッターの仕分けと整理，処分，モノの入手）。これらのいくつかは，セッション間のホームワークとして出すことができる。

　怖いこと（例：仕分け，買い物をしない）へのエクスポージャーに関する方略を行っている間に苦痛を体験することは，通常用いている方法が適切に用いられているサインであることをクライエントに気づいてもらうようにする。最初に行動を変え，次にそれに態度と感情が伴うかどうかを観察する方が，多くの場合容易である。サイコセラピーが終了するとき，多くの人は全般的な不快さの高まりを体験するが，継続した取り組みへの忍耐とコミットメントを通して長期的な利益が得られることを思い出してもらう。

　いくつかの信念と行動が思うように変化しないときは，下向き矢印法を用いてもっとも強い恐怖感を再評価することが役に立つ。もっとも怖れていることは，より明白な恐怖感の下に埋もれており，他の恐怖感が解決された場合のみ現れることが時折みられる。また，他の問題領域でのコントロールを高めるために，問題解決法を用いることから効果が得られる場合もある。問題解決プロセスのステップを思い出してもらい，サイコセラピー終了後にこのプロセスが特にいつ有用かを決めてもらう。具体例として，クライエントが保管したくないモノを他の人がくれた場合や，計画がうまくいかず失望したなどの推測できる特定のストレスが生じたときのことが挙げられる。

表10-2　治療技法リスト

以下の方法で，あなたにもっともうまくいった方法を特定してください。これらの多くは，所有物を手放すときだけでなく，モノの入手（収集）に抵抗したり整理するときにも用いることができます。

◆強迫的ホーディングを理解するためにモデルを再検討する
◆あなたの信念と感情を明らかにするために以下の方法を用いる：
　・下向き矢印法用紙を用いる
　・思考記録用紙を用いる
　・状況をイメージする
　・心地よさ，喪失，ミス，アイデンティティ，責任感，記憶，コントロールに関する信念を熟考する
◆あなたの価値観を見直す
◆あなたの治療目標を振り返る
◆整理計画を用いる：
　・整理するための必要物品を手元に置いておく
　・１つを一度だけ扱う（OHIO）
　・決断はシンプルにする：ごみ，リサイクル，売却，寄贈，保管
　・タイマーを使って決断を早くする
　・決めたことは可能な限り早く実行する
　・カテゴリーを決めるための質問を見直す
　・あなたの"整理計画"とファイリング・システムに従う
　・整理とファイルするための時間のスケジュールを立てる
　・再クラッター状態を防止するために表面をきれいにしておく
◆モノの入手（収集）に関するルールを振り返る
◆他の楽しい活動を見つける
◆整理，モノの入手（収集），手放すことに関する"質問のリスト"を振り返る
◆整理，モノの入手（収集），手放すことに関する"問題となる思考スタイル・リスト"を振り返る
◆感情的思考を評価する
◆対処（コーピング）能力を評価する
◆モノの入手（収集）や処分することの"アドバンテージ／ディス・アドバンテージ"のリストを作成する
◆認知的方略を用いる
　・実際の脅威を評価する
　・エビデンスを検討する
　・あなたの信念と予測を確認するための行動実験を行う
　・最悪のことをイメージする
　・他の視点を受け入れる：友人の見方，他の人に対するあなたの見方（ダブル・スタンダード），他の人へのアドバイス
　・あなたの時間の価値を考える
　・必要度と願望レベルを評価する
◆苦痛を軽減し，スキルを高めるために段階的に練習する
　・モノの入手（収集）に抵抗する
　・整理する
　・手放す
◆問題解決スキルを練習する
◆自宅外での社会的活動を計画する
◆他の人を自宅に招く
◆セルフ・セッションのスケジュールを立てる

挫折や後退への対応

　クライエントの非現実的な期待を指摘することは，一定でない進展への心積もりとなり，改善が低調なときに何をして対処するかの計画をもつことになる。加えて，一時的な停滞と再発の違いについて話し合う：

> 挫折とは，行動のいくつかが一時的に元の状態に戻ることで，必ずしも再発を意味していません。ある程度のクラッターになったり買い過ぎることは，○○さんが治療の前の状態に戻ったことを意味してはいませんが，警告サインです。症状が一時的にみられることは，○○さんの生活で何かストレスフルなことが起きているサインであることを通常は意味しています。話し合うことが必要な問題に直面したり，疑問が出てきたときには，どのように対応されますか？

　挫折や後退に対応するためのさまざまな方法（例：セラピストに電話をかける，友人に助けを求める，治療ノートを読み返す）を話し合い，低調な時期をもつことは自然なことで，時間の経過とともに少なくかつ軽くなることを強調して伝える。特にクライエントが依存傾向をもつ場合は，セラピストの援助に依存しなければならないという意味を暗に含むような対応にならないように留意しなければならない。

　残っているホーディング症状の悪化につながりうるストレスフルな状況を明らかにすることをクライエントに薦める。今後生じることが推測されるストレッサーとそれらへの対処法を考えてもらうように求める。具体的には，ストレスフルな対人関係の状況や予測，余分な責任，不安を喚起する報道，あるいは大きな喪失などがある。予測していないがストレッサーになりうる状況を考えておく（例：「あなたのお母さんが突然亡くなられ，多くの遺品を残されたと仮定してください。どうされますか？」「計画していなかった多額の出費があったと考えてみてください」）。このような状況での最初の反応がどのようなものと推測するかをクライエントに語ってもらう。考えうる思考スタイルや誤った判断を明らかにし，この状況に対する他の考え方をたずねる。再燃の可能性がある望ましくない習慣パターンを明らかにして，これまで学んだ代わりの方法をどのように適用するかについて話し合う。挫折に対応するために表10-2のリストから効果的な対処方略を用いるように励ます。たとえば，これらのストレッサーへの反応に関する予測（例：必要な情報）を確認するために実験を行うかもしれない。

　ホーディング症状にかなりの時間を費やしてきたクライエントには，使える余分の時間に何をするのかを計画してもらう。起きうる可能性のある問題を明らかにするために，セラピストは「今までと今の生活でどのように違いますか？」「あなたの時間の多くをどのように使っていますか？」と質問しなければならない。モノの入手に費

やしていた時間に対し，代わりの健康的な行動を見つけていないエビデンスがみられれば，過去に興味をもって取り組んでいた活動を再度始めたり，ジムに入会したり，ボランティア活動をしたり，講義を受講するなどの新しい行動を始めることを考えるように促す。

ホームワーク

　最後のセッションの前の大切なホームワークの課題は，自分の『クライエントのためのワークブック』を振り返り，学んだすべての方法のリストを作成し，もっとも役に立った方法を強調してもらうことである。他のホームワークの課題には，予測されるストレッサーのリスト作成，ストレッサーに対して役立つ対処方略の明確化，活用可能な情報と感情面でのサポート源を見つけることが含まれる。

付録A　アセスメント用紙やスケール

ホーディング状態に関する情報収集（インタビュー）用紙

クライアントのイニシャル：＿＿＿＿＿＿＿＿＿＿　　日付：＿＿＿＿＿＿＿

1. あなたは，現在どのような家に住んでいますか？　どなたと一緒に住んでいますか？
   ＿＿＿＿＿＿＿＿＿＿＿＿＿＿＿＿＿＿＿＿＿＿＿＿＿＿＿＿＿＿＿＿＿＿＿＿
   ＿＿＿＿＿＿＿＿＿＿＿＿＿＿＿＿＿＿＿＿＿＿＿＿＿＿＿＿＿＿＿＿＿＿＿＿
   ＿＿＿＿＿＿＿＿＿＿＿＿＿＿＿＿＿＿＿＿＿＿＿＿＿＿＿＿＿＿＿＿＿＿＿＿

2. 自宅の部屋について話しましょう。
   〔クラッター・イメージ・スケール用の写真を使って，各部屋のクラッター状態を判断する。それ以外の生活空間である，屋根裏部屋，地下室，車庫，車なども判断する〕
   クラッターのために，あなたが使いたいようには各部屋をどの程度使えないですか？そしてどの部屋にもっとも頭を悩ませていますか？

   居間（リビング・ルーム）：＿＿＿＿＿＿＿＿＿＿＿＿＿＿＿＿＿＿＿＿＿＿
   食堂（ダイニング・ルーム）：＿＿＿＿＿＿＿＿＿＿＿＿＿＿＿＿＿＿＿＿＿
   台所：＿＿＿＿＿＿＿＿＿＿＿＿＿＿＿＿＿＿＿＿＿＿＿＿＿＿＿＿＿＿＿＿
   寝室：＿＿＿＿＿＿＿＿＿＿＿＿＿＿＿＿＿＿＿＿＿＿＿＿＿＿＿＿＿＿＿＿
   浴室：＿＿＿＿＿＿＿＿＿＿＿＿＿＿＿＿＿＿＿＿＿＿＿＿＿＿＿＿＿＿＿＿
   廊下：＿＿＿＿＿＿＿＿＿＿＿＿＿＿＿＿＿＿＿＿＿＿＿＿＿＿＿＿＿＿＿＿
   地下室：＿＿＿＿＿＿＿＿＿＿＿＿＿＿＿＿＿＿＿＿＿＿＿＿＿＿＿＿＿＿＿
   屋根裏部屋（ロフト）：＿＿＿＿＿＿＿＿＿＿＿＿＿＿＿＿＿＿＿＿＿＿＿＿
   玄関：＿＿＿＿＿＿＿＿＿＿＿＿＿＿＿＿＿＿＿＿＿＿＿＿＿＿＿＿＿＿＿＿
   車庫：＿＿＿＿＿＿＿＿＿＿＿＿＿＿＿＿＿＿＿＿＿＿＿＿＿＿＿＿＿＿＿＿
   庭：＿＿＿＿＿＿＿＿＿＿＿＿＿＿＿＿＿＿＿＿＿＿＿＿＿＿＿＿＿＿＿＿＿
   車：＿＿＿＿＿＿＿＿＿＿＿＿＿＿＿＿＿＿＿＿＿＿＿＿＿＿＿＿＿＿＿＿＿
   仕事やオフィス・スペース：＿＿＿＿＿＿＿＿＿＿＿＿＿＿＿＿＿＿＿＿＿＿
   その他：＿＿＿＿＿＿＿＿＿＿＿＿＿＿＿＿＿＿＿＿＿＿＿＿＿＿＿＿＿＿＿

3. 貸倉庫や他の人の家など，自宅以外の場所にモノを保管していませんか？
   それらはどのくらいの量で，どのような種類のモノですか？
   ＿＿＿＿＿＿＿＿＿＿＿＿＿＿＿＿＿＿＿＿＿＿＿＿＿＿＿＿＿＿＿＿＿＿＿＿
   ＿＿＿＿＿＿＿＿＿＿＿＿＿＿＿＿＿＿＿＿＿＿＿＿＿＿＿＿＿＿＿＿＿＿＿＿
   ＿＿＿＿＿＿＿＿＿＿＿＿＿＿＿＿＿＿＿＿＿＿＿＿＿＿＿＿＿＿＿＿＿＿＿＿
   ＿＿＿＿＿＿＿＿＿＿＿＿＿＿＿＿＿＿＿＿＿＿＿＿＿＿＿＿＿＿＿＿＿＿＿＿

4. どのような種類のモノを保存していますか？
　　たとえば，わたし（セラピスト）はこれらの部屋でおもに何を目にするでしょうか？
　　_____
　　_____
　　_____

5. クラッターを見たときや考えたときの感情について教えてください（例：不安，罪悪感，悲しみ，喜びなど）
　　_____
　　_____
　　_____

6. あなたの_____のうちのいくつかを処分しなければならない場合，どのくらい不快に感じますか？（以前に特定された各カテゴリーの品物ごとにたずねる：書籍，ダイレクト・メール，台所のごみ，瓶の蓋など）
　　_____
　　_____
　　_____

7. 最初にどの部屋から始めたいですか？
　　それはどうしてですか？
　　どの部屋がもっとも容易で，どの部屋がもっとも難しいですか？
　　どうしてですか？〔クラッターがきれいになった場合のスペースの有用性，視覚的にスペースの改善がすぐにわかること，重要な品物を見つけるためにもっとも差し迫った必要性，最大の苦痛の軽減などの賛否について話し合う〕
　　_____
　　_____
　　_____

8. あなたの所有物は何らかの方法で整理されていますか？
　　何をどこに置くかはどのように決めますか？
　　この計画はあなたにとってどのくらいうまくいきますか？
　　_____
　　_____
　　_____

9. どのように新しいモノを取得しますか？
 もっとも最近，手に入れたモノについて教えてください：どのように手に入れましたか？（例：買い物，店舗のセール，がらくた市，ごみ箱から拾う，無料配布）

10. 新しいモノを手に入れるときの思考，感情，行動のつながりについて話し合いましょう。たとえば，〔もっとも最近入手したモノに関し〕最初にそれを手にしたときにどのように感じましたか？　何を考えましたか？　自宅に持ち帰って，それをどうしましたか？

11. あなたが何かを得ることを避けようとする場合，何が起きますか？

12. これらのモノを保存している理由を話してください〔クライエントが以下の内容を語らないときには，以下のaからcをそれぞれ質問する〕。

   a．感傷的：それらがあなたにとって思い出深かったり，あるいは感情的に大切に思えるので，保存しているのですか？　ということは，それに愛着があるので，手放したくないですか？　具体例を挙げることができますか？

   b．手段的／有用性：何かを捨てようとする場合，いつか必要になるかもしれない重要な情報を失うのではないかと怖れていますか？
     対象となるモノが最終的に望ましい使い方で活用される可能性があるので，無駄にするのではないかと心配しますか？　具体例を挙げることができますか？

c．本質的／美しさ：保存しているのは，好きだからですか，あるいはきれいと思うからですか？
　　　　いつかは価値が出ると考えますか？　具体例を挙げることができますか？

　　　_____
　　　_____
　　　_____

13．家族や友だちがあなたのために，モノを手に入れたり保存するのを助けてくれますか？

　　　_____
　　　_____

　　　あなたが対応できないモノの整理を助けてくれる人はいますか？

　　　_____

　　　モノを処分するのを助けてくれる人はいますか？

　　　_____

　　　あなたの収集とクラッターによってイラつく人がいますか？　あるいはほとんどの人が我慢していますか？

　　　_____

　　　あなたの所有物に他の人が触れないようにしていますか？

　　　_____

　　　家族や大切な人が治療に支持的ですか？　もしそうであれば，その中の誰がセッションにあなたと一緒に来室することに関心があるでしょうか？

　　　_____

14．クラッターは，あなたや家族の健康や安全面での問題になっていますか？
　　　〔「はい」の場合〕どのような問題ですか？〔例：転倒，火災の原因，衛生面，医学的問題，栄養面，害虫による感染〕
　　　〔「いいえ」の場合〕他の人はクラッターがあなたやあなたの健康や安全にとって問題であると考えていますか？

　　　_____
　　　_____
　　　_____

15．あなたの買い物やモノの入手が何らかの問題になったことはありますか？〔例：家族内での口論，経済的負担や借金，罪悪感・抑うつ気分・不安などのネガティブな感情〕
　　　〔「はい」の場合〕どのような問題ですか？
　　　〔「いいえ」の場合〕家族や友だちは，商品の購入やモノの入手が何らかの問題を引き起こすと考えていますか？

16. クラッターはあなたの社会生活に影響をおよぼしましたか？〔訪問者を避ける，お返しができないので，他の人の家に行くのを避ける〕
いったんクラッターが問題としてより小さくなったら，誰かに来てもらうことに興味がありますか？　たとえば，どなたですか？

17. 洗う，確認する，モノを順序よく並べる，行動を繰り返す，あるいは他のこころの中での強迫行動の問題を何かもっていますか？
これらの考えと行動はホーディングの問題に影響していますか？〔例：汚染恐怖のために，片づけが難しい。確認行為のために，片づけたり捨てるのに時間を要する〕

18. 家族の中にホーディングの問題をもつ人はいますか？　それはどなたですか？　その人の保存とクラッターについて話してください。

19. あなたが若かったとき（子どものとき），クラッターをしている他の家族（例：祖父母，他の家族，友人）にあなたはかなりの時間を費やしていましたか？

20. あなたが育った家族の中で，モノを過剰に入手する人はいましたか？
それはどなたですか？　どのようなタイプのモノを過剰に手にしていましたか？

21. 子どものとき，満たされなかった体験〔例：食べるものが十分でない，十分な衣類がない，おもちゃがほとんどない，使えるお金がない〕がありましたか？ あるいは重大な喪失体験〔例：死亡，転居〕がありましたか？ それが起きたのは何歳のときでしたか？ あなたのホーディングの問題と何らかの関係があると思いますか？

　_____
　_____
　_____

22. あなたが，モノの入手や捨てることに問題があることや，自宅に大量のクラッターがあるのに初めて気づいたのはいつですか？ 何歳のときでしたか？ 当時，何か特別なことが起きていましたか？〔例：トラウマティックな体験，転居，家族を失うなど〕

　_____
　_____
　_____

23. ホーディングの問題に対し今までに何らかの治療〔薬物療法，行動療法などのサイコセラピー，家族の援助への努力〕を受けたことがありますか？ 他の問題に対してはいかがですか？ 治療はどのくらいの期間受けられましたか？ 役に立ちましたか？ 役に立ったり，役に立たなかった理由は何ですか？〔後で，クライエントの過去の治療歴からクライエントのいだく懸念に取り組むために，セラピストはホーディングへのサイコセラピーの理論的根拠を説明する必要がある〕

　_____
　_____
　_____

24. ホーディングの問題に他の人が介入しようとしたことがありますか？ ホーディングに関する問題で家主や保健所職員，他の行政職員とやりとりをしたことがありますか？ 何が起きましたか？ あなたはそれにどう応じましたか？

　_____
　_____
　_____

25. ホーディングに関して，たとえば法的あるいは経済的問題，動物を集めてくる問題，特定のハラスメントなどの他の面で，まだ触れていないことがありますか？

　_____
　_____
　_____

付録A　アセスメント用紙やスケール

改訂版保存インベントリー（Saving Inventory-Revised）

クライエントのイニシャル：＿＿＿＿＿＿＿　　　日付：＿＿＿＿＿＿＿

以下のそれぞれの質問に対し，<u>先週1週間</u>のあなたの体験にもっとも近い数字の1つに○をつけてください。

```
0 ------------- 1 ------------- 2 ------------- 3 ------------- 4
ない         少し        中程度の量       かなり      ほとんどすべて
                                     /ほとんど       /完全に
```

1　自宅の生活空間が，どのくらい所有物で散らかっていますか？〔台所，居間，ダイニング・ルーム，廊下，寝室，浴室，あるいは他の部屋にあるクラッターの量を考えてください〕　　0　1　2　3　4

2　所有物を手に入れたい衝動を，どのくらいコントロールしていますか？　　0　1　2　3　4

3　クラッターによって，自宅の使用がどのくらい妨げられていますか？　　0　1　2　3　4

4　所有物を保存したい衝動を，どのくらいコントロールしていますか？　　0　1　2　3　4

5　クラッターのために，自宅内を歩くのがどのくらい難しいですか？　　0　1　2　3　4

以下のそれぞれの質問について，<u>先週1週間</u>のあなたの体験にもっともあてはまる数字の1つに○をつけてください。

```
0 ------------- 1 ------------- 2 ------------- 3 ------------- 4
まったくない    軽度        中程度      かなり/重度に    極めて強い
```

6　モノを捨てるのはどのくらい難しいですか？　　0　1　2　3　4

7　モノを捨てる課題をどのくらい苦痛に感じていますか？　　0　1　2　3　4

8　クラッター状態のあなたの部屋は，どのくらい多くのモノがありますか？　　0　1　2　3　4

9　欲しいモノを手にできなかった場合，どのくらい苦痛だったり不快に感じますか？　　0　1　2　3　4

10　自宅のクラッターは，あなたの社会生活や仕事，日常的な動きをどのくらい妨げますか？　クラッターのために支障があることについて考えてください。　　0　1　2　3　4

11	すぐに使わないモノを購入したり，無料のモノを手に入れたい衝動はどのくらい強いですか？	0	1	2	3	4
12	自宅内のクラッターがおよぼす苦痛はどの程度ですか？	0	1	2	3	4
13	決して使わないことがわかっているモノを保存しておきたい衝動は，どのくらい強いですか？	0	1	2	3	4
14	あなたのモノの入手習慣に対し，どのくらい動揺したり苦痛をいだきますか？	0	1	2	3	4
15	自宅のクラッターをコントロールできないと感じる程度はどのくらいですか？	0	1	2	3	4
16	あなたの保存行動や強迫的買い物のために経済的困難さはどのくらい引き起こされますか？	0	1	2	3	4

以下のそれぞれの質問について，<u>先週1週間</u>のあなたの体験にもっともあてはまる数字の1つに○をつけてください。

```
     0 ------------- 1 ------------- 2 ------------- 3 ------------- 4
   まったくない   ほとんどない    時々/時折    頻回に/しばしば  かなり頻回に
```

17	所有物を処分しようとすることがあまりにストレスフルだったり時間がかかり過ぎるために，どのくらいの頻度で避けますか？	0	1	2	3	4
18	目にしたモノを手に入れることを強いられているようにどのくらいの頻度で感じますか？〔たとえば：買い物時や無料配布のモノを提供されたとき〕	0	1	2	3	4
19	必要がなく置くスペースもほとんどないモノを保管することをどのくらい頻回に決めますか？	0	1	2	3	4
20	自宅のクラッターによって他の人を自宅に招かない頻度はどのくらいですか？	0	1	2	3	4
21	すぐに使わなかったり必要のないモノを，実際購入する〔あるいは無料配布のモノを手にする〕のをどのくらいの頻度で行いますか？	0	1	2	3	4
22	自宅のクラッターによって，自宅の一部を本来の目的のために使用するのがどの程度妨げられますか？〔たとえば，料理をする，家具を使う，食器を洗う，掃除をするなど〕	0	1	2	3	4
23	取り除きたい所有物を処分できない頻度はどのくらいですか？	0	1	2	3	4

得点に関しては付録の最後を参照

クラッター・イメージ・スケール（Clutter Image Rating）

クライエントのイニシャル：＿＿＿＿＿＿＿＿＿　　日付：＿＿＿＿＿＿＿

次の9枚の写真から成る3種類の写真（居間，台所，寝室）を使って，あなたの自宅のそれぞれの部屋のクラッターの量にもっとも合う写真を選んでください。写真の番号を以下に記入してください。

まったく同じでなくても，現状にもっとも近い写真を選んでください。

あなたの自宅にこれらの部屋がない場合は，〔適応なし〕（NA）と書き込んでください。

部屋　　　　　　　状態にもっとも近い写真の番号（1～9）

居間　　　　　　　＿＿＿＿＿＿＿＿＿＿＿
台所　　　　　　　＿＿＿＿＿＿＿＿＿＿＿
寝室 #1　　　　　＿＿＿＿＿＿＿＿＿＿＿
寝室 #2　　　　　＿＿＿＿＿＿＿＿＿＿＿

加えて，クラッターによって影響を受けている自宅の他の部屋も評価してください。
居間の写真を使って，これらの部屋の評価をしてください。

ダイニング・ルーム　　＿＿＿＿＿＿＿＿＿＿＿
廊下　　　　　　　　　＿＿＿＿＿＿＿＿＿＿＿
車庫　　　　　　　　　＿＿＿＿＿＿＿＿＿＿＿
地下室　　　　　　　　＿＿＿＿＿＿＿＿＿＿＿
屋根裏部屋　　　　　　＿＿＿＿＿＿＿＿＿＿＿
車　　　　　　　　　　＿＿＿＿＿＿＿＿＿＿＿
その他　　　　　　　　＿＿＿＿＿＿＿＿＿＿＿　　部屋の名称：＿＿＿＿＿＿＿＿

クラッター・イメージ・スケール：台所

下の写真のなかで，あなたの部屋のクラッターの量をもっとも正確に反映していると思われるものを1枚選択してください。

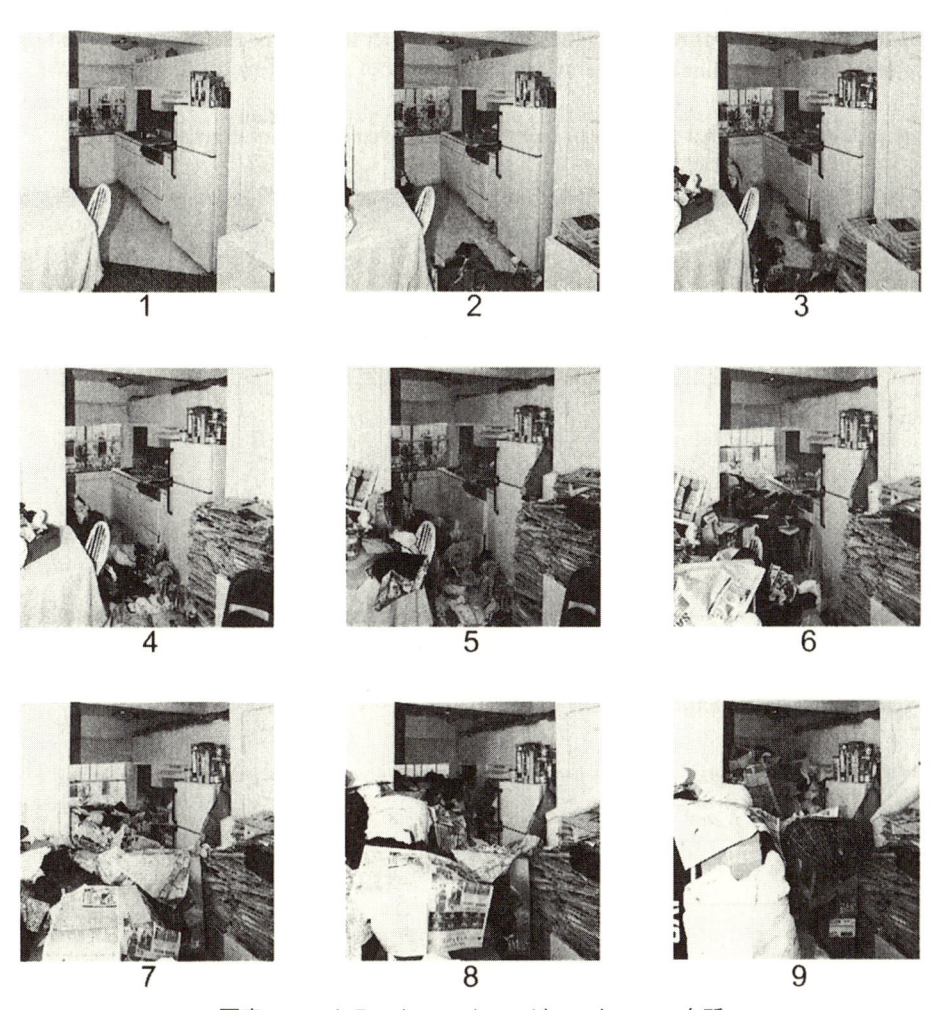

写真 A-1　クラッター・イメージ・スケール：台所

クラッター・イメージ・スケール：居間

下の写真のなかで，あなたの部屋のクラッターの量をもっとも正確に反映していると思われるものを1枚選択してください。

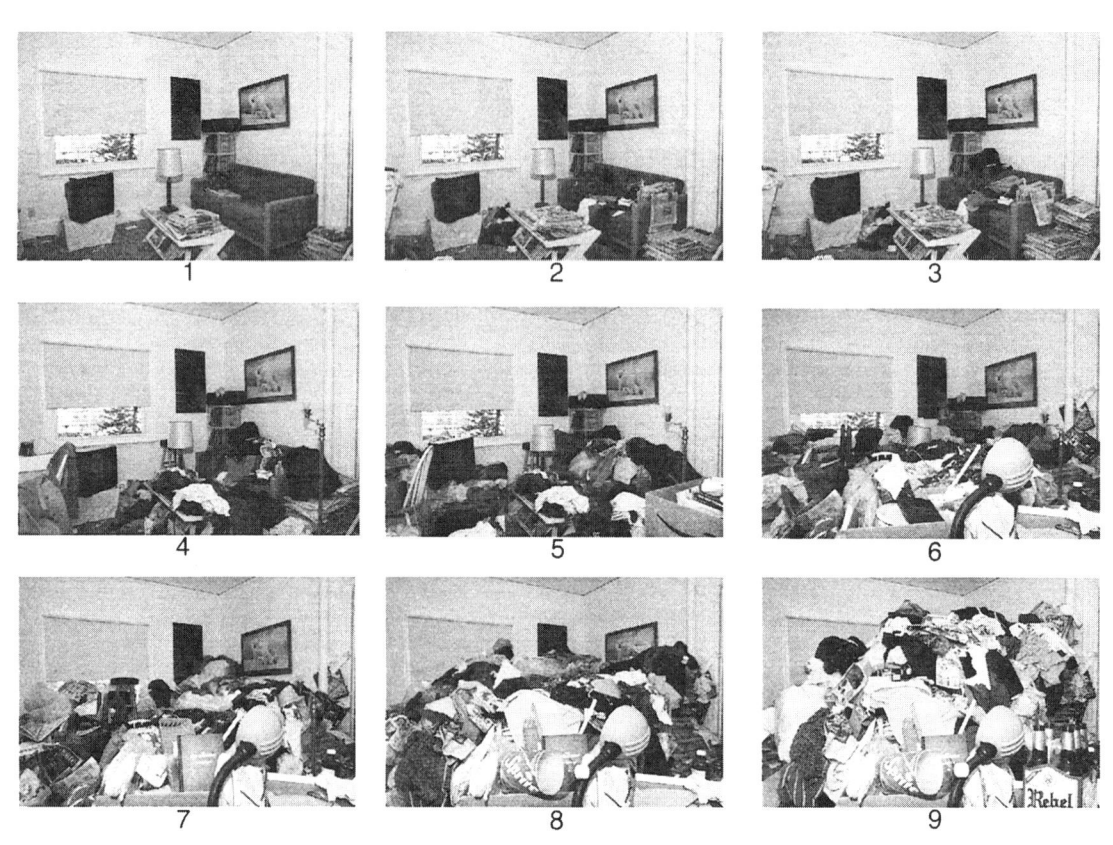

写真 A-2　クラッター・イメージ・スケール：居間

クラッター・イメージ・スケール：寝室

下の写真のなかで，あなたの部屋のクラッターの量をもっとも正確に反映していると思われるものを1枚選択してください。

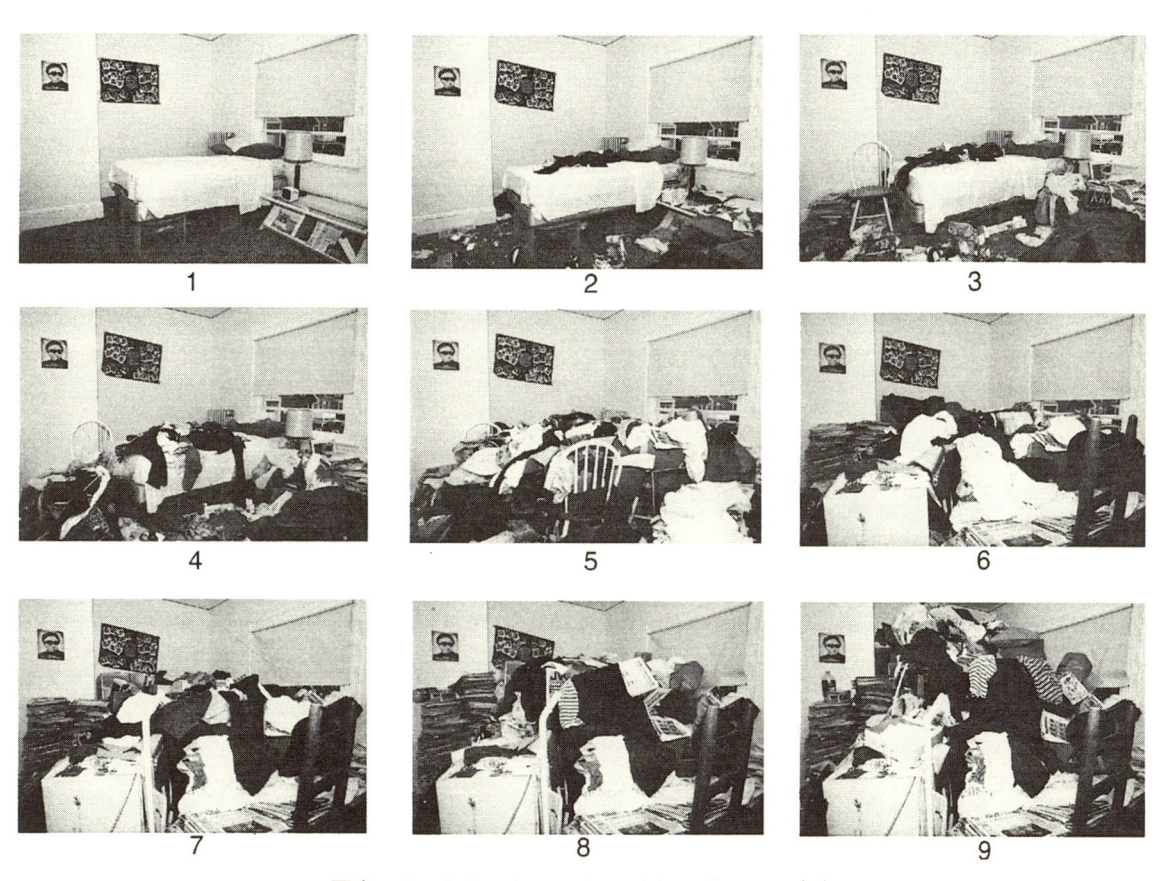

写真 A-3　クラッター・イメージ・スケール：寝室

保存認知インベントリー（Saving Cognitions Inventory）

クライエントのイニシャル：_____　　日付：_____

以下のスケールを使って，下線先週1週間に，あるモノを捨てるかどうかを決めたときにそれぞれの考えをどの程度いだいたかを評価してください。あなたが先週1週間に何かを処分しようとしなかった場合は，もし処分しようとしたときにどのように感じるかを考えて評価してください。

```
      1 -------- 2 -------- 3 -------- 4 -------- 5 -------- 6 -------- 7
      まったくない              時々                           非常に
```

1	もしこれを処分することになったら，耐えられない	1	2	3	4	5	6	7
2	これを捨てることは，有意義な機会を無駄にすることを意味している	1	2	3	4	5	6	7
3	この所有物を捨てることは，自分の一部を捨てるようだ	1	2	3	4	5	6	7
4	これを保存することで，自分の記憶に頼らなくてすむ	1	2	3	4	5	6	7
5	わたしの許可なしに誰かがわたしの所有物の何かを捨てたら動揺する	1	2	3	4	5	6	7
6	この所有物を失うことは，友人を失うようだ	1	2	3	4	5	6	7
7	誰かがこれに触ったり使ったら，わたしはそれを失うかそれに関する手がかりを失う	1	2	3	4	5	6	7
8	いくつかのモノを捨てることは，愛している誰かを見捨てるように感じるだろう	1	2	3	4	5	6	7
9	これを捨てることは，自分の人生の一部を失うことを意味する	1	2	3	4	5	6	7
10	わたしは所有物を自分の延長ととらえており，所有物はわたしの一部である	1	2	3	4	5	6	7
11	わたしは，この所有物の幸福に対し責任がある	1	2	3	4	5	6	7
12	この所有物が他の誰かに役立つならば，わたしはその人のためにこれを保存する責任がある	1	2	3	4	5	6	7
13	この所有物は，わたしがそれに対しいだいている感情と同等である	1	2	3	4	5	6	7
14	わたしの記憶は非常に悪いので，見えるところに置いておかないといけない。でないとそれを忘れてしまう	1	2	3	4	5	6	7
15	わたしはこの所有物の使用用途を見つける責任をもつ	1	2	3	4	5	6	7

16	いくつかのモノを捨てることは，わたしの一部が死んでしまうように感じる	1	2	3	4	5	6	7
17	これをファイルの中に入れると，それを完全に忘れてしまう	1	2	3	4	5	6	7
18	所有するモノに対し，わたしが唯一コントロールする状態を維持したい	1	2	3	4	5	6	7
19	わたしが必要な場合にこのような何かをもっていないと，恥ずかしく感じる	1	2	3	4	5	6	7
20	わたしはこれについて何かをおぼえておかなければならず，捨てるとそれができなくなる	1	2	3	4	5	6	7
21	これに含まれるすべての重要な情報を引き出すことなしに処分すると，わたしは何かを失うことになる	1	2	3	4	5	6	7
22	この所有物はわたしに安心感をもたらす	1	2	3	4	5	6	7
23	わたしは自分の所有物のいくつかを誰かを愛するように愛している	1	2	3	4	5	6	7
24	わたしの所有物に触れる権利は誰ももっていない	1	2	3	4	5	6	7

得点に関しては付録の最後を参照

ホーディングに伴う日常生活活動スケール
(Activities of Daily Living for Hoarding Scales：ADL-H)

クライエントのイニシャル：＿＿＿＿＿＿＿　　　日付：＿＿＿＿＿＿

A．日常生活活動

自宅内のクラッターは，時々あなたの通常の活動を制限します。クラッターやホーディングの問題のために以下のそれぞれの活動がどのくらい行いにくいか，もっとも合う数字に○をつけてください。これらの活動が他の理由で活動が難しい場合は，（たとえば：身体的問題で腰を曲げたり，速く動けない）この評価に含めないでください。ホーディングによる困難さだけを評価をしてください。活動があなたの状況に該当しない場合は（たとえば：洗濯設備がなかったり，動物を飼っていない），「該当なし」のNA欄に○をつけてください。

	クラッターやホーディングの問題で影響を受けている活動	容易に行える	少し難しいが行える	ある程度難しいが行える	かなり難しいが行える	できない	該当なし(NA)
1	食事の準備	1	2	3	4	5	NA
2	冷蔵庫の利用	1	2	3	4	5	NA
3	ガスレンジの使用	1	2	3	4	5	NA
4	台所のシンクの使用	1	2	3	4	5	NA
5	食卓で食事をする	1	2	3	4	5	NA
6	自宅内を動き回る	1	2	3	4	5	NA
7	自宅から速く外に出る	1	2	3	4	5	NA
8	トイレの使用	1	2	3	4	5	NA
9	浴室やシャワーの使用	1	2	3	4	5	NA
10	浴槽の使用	1	2	3	4	5	NA
11	玄関ドアでの迅速な対応	1	2	3	4	5	NA
12	ソファや椅子に座る	1	2	3	4	5	NA
13	ベッドで寝る	1	2	3	4	5	NA
14	洗濯をする	1	2	3	4	5	NA
15	重要なモノを見つける〔請求書，税金の書類など〕	1	2	3	4	5	NA
16	動物の世話	1	2	3	4	5	NA

B. 生活の状態

あなたの自宅の状態で，以下の問題の程度について，あてはまる数字に○をつけてください。

	自宅内の問題	ない	多少	ある程度／中等度	かなり重度	深刻な状態
17	構造的上の損傷（床，壁，屋根など）	1	2	3	4	5
18	腐った食べ物がある	1	2	3	4	5
19	害虫伝染	1	2	3	4	5
20	人の尿や便がある	1	2	3	4	5
21	動物の糞尿がある	1	2	3	4	5
22	水道が使えない	1	2	3	4	5
23	暖房がきかない	1	2	3	4	5

C. 安全面の状態

あなたの自宅の状態について，以下に書かれている心配の程度がどのくらいかをチェックしてください。

	問題のタイプ	まったくない	少しある	ある程度／中等度	かなり	非常にひどい
24	自宅の一部に，火災の危険がありますか？〔例：ガスレンジの上が紙類で覆われている，暖房器具の近くに燃えやすいモノが置かれているなど〕	1	2	3	4	5
25	自宅に不衛生な箇所がありますか？〔浴室が汚い，強い悪臭がする〕	1	2	3	4	5
26	救急隊員があなたの自宅内で器材を動かすのが難しいですか？	1	2	3	4	5
27	自宅の出入り口が塞がれていますか？	1	2	3	4	5
28	階段の昇降や通路を歩くことは危険ですか？	1	2	3	4	5
29	テラスや庭，狭い通路などの自宅の外にクラッターがありますか？〔アパートやマンションでは共同スペースなど〕	1	2	3	4	5

得点に関しては付録の最後を参照

改訂版強迫性障害評価インベントリー
（Obsessive-Compulsive Inventory-Revised: OCI-R）

クライエントのイニシャル：＿＿＿＿＿＿＿＿　　日付：＿＿＿＿＿＿

サイコセラピー開始前・セッション12回・サイコセラピー終了後・3か月後・6か月後・1年後

以下の質問項目は，多くの人たちが日常生活で体験していることが書かれています。<u>過去1か月間で</u>，あなたがそれぞれに対しどの程度の苦痛や迷惑を被っているかにもっともあてはまる数字に○をつけてください。評価は以下のスケールを使ってください：

```
0 ----------- 1 ----------- 2 ----------- 3 ----------- 4
まったくない   少し      ある程度       多く         極度に
```

1. 邪魔になるほど非常に多くのモノを保存している	0　1　2　3　4
2. 必要以上に物事を確認する	0　1　2　3　4
3. モノがきちんと置かれていないと動揺する	0　1　2　3　4
4. 何かをしている間，数えなければならないと感じる	0　1　2　3　4
5. 知らない人や特定の人たちがあるモノに触ったことを知ると，それに触れるのが難しい	0　1　2　3　4
6. 自分の考えをコントロールするのが難しい	0　1　2　3　4
7. 必要のないモノを収集する	0　1　2　3　4
8. ドアや窓，引き出しなどを繰り返し確認する	0　1　2　3　4
9. わたしがモノを配置した状態を他の人に変えられると動揺する	0　1　2　3　4
10. 特定の回数を繰り返さないといけないと思う	0　1　2　3　4
11. 汚染されたように感じるので，時々自分を洗ったりきれいにしなければならない	0　1　2　3　4
12. 自分の意思に反し，こころの中に不快な考えが浮かぶので動揺する	0　1　2　3　4
13. 後で必要になるかもしれないことが怖いので，モノを捨てるのを避ける	0　1　2　3　4
14. ガス栓や水道の蛇口，電気のスイッチを消した後に，繰り返し確認する	0　1　2　3　4
15. 特定の順序でモノを並べる必要がある	0　1　2　3　4
16. いい数字と悪い数字があると思う	0　1　2　3　4
17. 必要以上に頻回かつ長時間手を洗う	0　1　2　3　4
18. 頻回に意地の悪い考えをいだき，それらを追い払うことが難しい	0　1　2　3　4

得点に関しては付録の最後を参照

スケール得点

修正版保存インベントリー得点

 クラッター・サブスケール（9項目）
 合計する項目：　1，3，5，8，10，12，15，20，22

 処分することの困難さ／保存サブスケール（7項目）
 合計する項目：　4（逆転項目），6，7，13，17，19，23

 モノの入手（収集）サブスケール（7項目）
 合計する項目：　2（逆転項目），9，11，14，16，18，21
 合計得点＝全項目の合計

保存認知インベントリー得点

 サブスケール
 情緒的愛着（10項目）：　1，3，6，8，9，10，13，16，22，23

 コントロール（3項目）：　5，18，24

 責任（6項目）：　2，7，11，12，15，19

 記憶（5項目）：　4，14，17，20，21

 合計得点＝全項目の合計

ホーディングに伴う日常生活行動スケール
(ADL-H：Activities of Daily Living for Hoarding) 得点

ADL-Hは3つから構成されている。

以下に，ADL-H得点の解釈へのガイドを提示する。しかし以下のスケール得点法は信頼性，妥当性が十分に検証されていないため，アセスメントの手段としても得点化も参考として考えるべきである。項目ごとに得点を検討することは，1人ひとりのクライエントがもっとも心配している領域を明らかにするのに非常に役立つだろう。今のところ，質問紙は3つに得点化する。

A. 日常生活活動：3項目はクラッターが自宅での日頃の機能に問題を生じさせている程度をアセスメントする。

　　ステップ1：NA得点は除いて，項目1～16を合計する：＿＿＿＿＿＿＿＿

　　ステップ2：項目1～16でNA以外の数字が選ばれた質問項目を数える：＿＿＿＿＿＿

　　ステップ3：最初の数字である合計得点を2つ目の数字の項目数で割る：＿＿＿＿＿＿

たとえば，項目1～16の合計得点が48で，選ばれた数字が14項目（2項目がNAであったことを意味する）であれば，得点は48÷14＝3.4となる。

B. 生活の状態：これらの質問は自宅の劣悪化や住めない程度を調べている。

　　ステップ1：項目17～23の得点を合計する：＿＿＿＿＿＿＿＿

　　ステップ2：上記の合計得点を7で割る：＿＿＿＿＿＿＿＿

たとえば，質問項目17～23の合計得点が25であれば，25÷7＝3.6となる。

C. 安全面の状態：クラッターにより安全ではない状態の程度をたずねている。

　　ステップ1：質問項目24～29の得点を合計する：＿＿＿＿＿＿＿＿

　　ステップ2：上記の合計得点を6で割る：＿＿＿＿＿＿＿＿

たとえば，質問項目24～29の合計得点が18であれば，18÷6＝3.0となる。

3領域の得点の幅は1～5の範囲になる。この得点は十分に検証されていないが，筆者らは以下のような区分を提案している：

  1.0～1.4   最小
  1.5～2.4   軽度
  2.5～3.4   中等度
  3.5～4.4   重度
  4.5～5.0   極度に重度

修正版強迫観念・強迫行為インベントリー得点（OCI-R）

 サブスケール

  確認行為：   2，8，14

  ホーディング行為： 1，7，13

  中和化行為： 4，10，16

  強迫観念：   6，12，18

  規則性：   3，9，15

  洗浄行為：   5，11，17

 合計得点＝全項目の合計

付録B　セラピスト用セッション用紙

セラピスト用セッション用紙

クライエント：＿＿＿＿＿＿＿　セッション回数：＿＿＿＿　日付：＿＿＿＿

セッションの基本的内容：

アジェンダ：

ホームワークについて：

ホームワークへのコンプライアンスの程度（1～6）：＿＿＿＿＿＿＿
1＝まったく試みなかった；2＝試みたが達成しなかった；3＝25％程度の実施；4＝50％程度の実施；5＝75％程度の実施；6＝すべてのホームワークの実施

セッション中に話し合われた症状と話題：

セッションで使用されたか見直された介入方略：

ホームワーク課題：

クライエントのまとめとフィードバックへのコメント：

次回や今後のセッション目標：

参考文献

Abramowitz, J.S., Franklin, M.E., Schwartz, S.A., & Furr, J.M. (2003). Symptom presentation and outcome of cognitive behavior therapy for obsessive compulsive disorder. *Journal of Consulting and Clinical Psychology, 71*, 1049–1057.

American Psychiatric Association. (1994). *Diagnostic and statistical manual of mental disorders* (4th ed.). Washington, DC: Author.

Baer, L. (1994). Factor analysis of symptom subtypes of obsessive compulsive disorder and their relation to personality and tic disorders. *Journal of Clinical Psychiatry, 55*, 18–23.

Ball, S.G., Baer, L., & Otto, M.W. (1996). Symptom subtypes of obsessive–compulsive disorder in behavioral treatment studies: A quantitative review. *Behaviour Research and Therapy, 34*, 47–51.

Barlow, D.H. (2004). Psychological treatments. *American Psychologist, 59*, 869–878.

Beck, A.T., Steer, R.A., & Brown, G.K. (1996). *Beck Depression Inventory–Second Edition: Manual.* San Antonio, TX: Psychological Corporation.

Beck, J.S. (1995). *Cognitive therapy: Basics and beyond.* New York: Guilford.（伊藤絵美・神村英一・藤沢大介（訳）(2004). 認知療法実践ガイド．星和書店）

Black, D.W., Monahan, P., Gable, J., Blum, N., Clancy, G., & Baker, P. (1998). Hoarding and treatment response in 38 nondepressed subjects with obsessive–compulsive disorder. *Journal of Clinical Psychiatry, 59*, 420–425.

Black, D.W., & Moyer, T. (1998). Clinical features and psychiatric comorbidity of subjects with pathological gambling behavior. *Psychiatric Services, 49*, 1434–1439.

Burns, D. (1989). *Feeling good handbook.* New York: Morrow.

Calamari, J.E., Wiegartz, P.S., & Janeck, A.S. (1999). Obsessive–compulsive disorder subgroups: A symptom-based clustering approach. *Behaviour Research and Therapy, 37*, 113–125.

Cermele, J.A., Melendez–Pallitto, L., & Pandina, G.J. (2001). Intervention in compulsive hoarding: A case study. *Behavior Modification, 25*, 214–232.

Chong, S.A., Tan, C.H., & Lee, H.S. (1996). Hoarding and clozapine–risperidone combination. *Canadian Journal of Psychiatry, 41,* 315–316.

Christensen, D.D., & Greist, J.H. (2001). The challenge of obsessive–compulsive disorder hoarding. *Primary Psychiatry, 8,* 79–86.

Cole, M.R. (1990). Operant hoarding: A new paradigm for the study of self-control. *Journal of the Experimental Analysis of Behavior, 53,* 247–261.

Damecour, C.L., & Charron, M. (1998). Hoarding: A symptom, not a syndrome. *Journal of Clinical Psychiatry, 59,* 267–272.

Eslinger, P.J., & Damasio, A.R. (1985). Severe disturbance of higher cognition after bilateral frontal lobe ablation: Patient EVR. *Neurology, 35,* 1731–1741.

Finkel, S., Costa, E., Silva, J., Cohen, G., Miller, S., & Sartorius, N. (1997). Behavioral and psychological signs and symptoms of dementia: A consensus statement on current knowledge and implications for research and treatment. *International Journal of Geriatric Psychiatry, 12,* 1060–1061.

Foa, E.B., Huppert, J.D., Leiberg, S., Langner, R., Kichic, R., Hajcak, G., & Salkovskis, P.M. (2002). The obsessive–compulsive inventory: Development and validation of a short version. *Psychological Assessment, 14,* 485–495.

Frankenburg, F. (1984). Hoarding in anorexia nervosa. *British Journal of Medical Psychology, 57,* 57–60.

Frost, R., & Gross, R. (1993). The hoarding of possessions. *Behaviour Research and Therapy, 31,* 367–382.

Frost, R., & Hartl, T. (1996). A cognitive–behavioral model of compulsive hoarding. *Behaviour Research and Therapy, 34,* 341–350.

Frost, R.O., Kim, H., Morris, C., Bloss, C., Murray-Close, M., & Steketee, G. (1998). Hoarding, compulsive buying, and reasons for saving. *Behaviour Research and Therapy, 36,* 657–664.

Frost, R., Krause, M., & Steketee, G. (1996). Hoarding and obsessive compulsive symptoms. *Behavior Modification, 20,* 116–132.

Frost, R.O., Meagher, B.M., & Riskind, J.H. (2001). Obsessive–compulsive features in pathological lottery and scratch ticket gamblers. *Journal of Gambling Studies. 17,* 5–19.

Frost, R.O. & Steketee, G. (1998). Hoarding: Clinical aspects and treatment strategies. In M. Jenike, L. Baer, & J. Minichiello, *Obsessive Compulsive Disorder: Practical Management* (3rd Ed). St. Louis: Mosby Year Book.

Frost, R.O., & Steketee, G. (2003). A measure of Activities of Daily Living for Hoarding (ADL-H). Unpublished instrument.

Frost, R.O., Steketee, G., & Greene, K. (2003). Cognitive and behavioral treatment of compulsive hoarding. *Brief Treatment and Crisis Intervention, 3,* 323–337.

Frost, R.O., Steketee, G., & Grisham, J. (2004). Measurement of compulsive hoarding: Saving Inventory–Revised. *Behaviour Research and Therapy, 42,* 1163–1182.

Frost, R.O., Steketee, G., & Tolin, D. (September 2005). *Cognitive changes in the treatment of hoarding.* Paper presented at the European Association of Behavioural and Cognitive Therapies. Thessaloniki, Greece.

Frost, R.O., Steketee, G., Tolin, D., & Renaud, S. (2006). *Development of an observational measure of hoarding: The Clutter Image Rating.* Manuscript submitted for publication.

Frost, R.O., Steketee, G., & Williams, L. (2000). Hoarding: A community health problem. *Health and Social Care in the Community, 8,* 229–234.

Frost, R.O., Steketee, G., Williams, L., & Warren, R. (2000). Mood, disability, and personality disorder symptoms in hoarding, obsessive compulsive disorder, and control subjects. *Behaviour Research and Therapy, 38,* 1071–1082.

Greenberg, D. (1987). Compulsive hoarding. *American Journal of Psychotherapy, 41,* 409–416.

Greenberg, D., Witzum, E., & Levy, A. (1990). Hoarding as a psychiatric symptom. *Journal of Clinical Psychiatry, 51,* 417–421.

Grisham, J., Frost, R.O., Steketee, G., Kim, H.-J., & Hood, S. (2006). Age of onset of compulsive hoarding. *Journal of Anxiety Disorders, 20,* 675–686.

Hartl, T.L., Duffany, S.R., Allen, G.J., Steketee, G., & Frost, R.O. (2005). Relationships among compulsive hoarding, trauma, and attention deficit hyperactivity disorder. *Behaviour Research and Therapy, 43,* 269–276.

Hartl, T.L., & Frost, R.O. (1999). Cognitive–behavioral treatment of compulsive hoarding: A multiple baseline experimental case study. *Behaviour Research and Therapy, 37,* 451–461.

Herran, A., & Vazquez–Barquero, J.L. (1999). Treatment of Diogenes syndrome with risperidone. *Aging Neuropsychology and Cognition, 6,* 96–98.

Hogstel, M.O. (1993). Understanding hoarding behavior in the elderly. *American Journal of Nursing, July,* 42–45.

Hwang, J., Tsai, S., Yang, C., Liu, K., & Lirng, J. (1998). Hoarding behavior in dementia: A preliminary report. *American Journal of Geriatric Psychiatry, 6,* 285–289.

Iervoline, A.C., Perroud, N., Fullana, M.A., Guipponi, M., Cherkas, L., Collier, D.A., & Mataix-Cols, D. (2009). Prevalence and heritability of compulsive hoarding: A twin study. *American Journal of Psychiatry, 166,* 1156–1161.

Institute of Medicine. (2001). *Crossing the quality chasm: A new health system for the 21st century.* Washington, DC: National Academy Press.

Kyrios, M., Frost, R.O. & Steketee, G. (2004). Cognitions in compulsive buying and acquisition. *Cognitive Therapy and Research 28*, 241–258.

Leckman, J.F., Grice, D.E., Boardman, J., Zhang, H., Vitale, A., Bondi, C., Alsobrook, J., Peterson, B.S., Cohen, D.J., Rasmussen, S.A., Goodman, W.K., McDougle, C.J., & Pauls, D.L. (1997). Symptoms of obsessive compulsive disorder. *American Journal of Psychiatry, 154,* 911–917.

Luchins, D., Goldman, M.B., Lieb, M., & Hanrahan, P. (1992). Repetitive behaviors in chronically institutionalized schizophrenic patients. *Schizophrenia Research, 8,* 119–123.

Mataix–Cols, D., Baer, L., Rauch, S., & Jenike, M. (2000). Relation of factor-analyzed symptom dimensions of obsessive–compulsive disorder to personality disorders. *Acta Psychiatrica Scandinavica, 102,* 199–202.

Mataix–Cols, D., Marks, I.M., Greist, J.H., Kobak, K.A., & Baer, L. (2002). Obsessive–compulsive symptom dimensions as predictors of compliance with and response to behaviour therapy: Results from a controlled trial. *Psychotherapy and Psychosomatics, 71,* 255–262.

Mataix–Cols, D., Rauch, S.L., Manzo, P.A., Jenike, M.A., & Baer, L. (1999). Use of factor-analyzed symptom dimensions to predict outcome with serotonin reuptake inhibitors and placebo in the treatment of obsessive–compulsive disorder. *American Journal of Psychiatry, 156,* 1409–1416.

McElroy, S.L., Keck, P.E., & Phillips, K.A. (1995). Kleptomania, compulsive buying, and binge-eating disorder. *Journal of Clinical Psychiatry, 56* (suppl. 4), 14–26.

McElroy, S.L., Keck, P.E., Pope, H.G., Smith, J.M.R., & Strakowski, S.M. (1994). Compulsive buying: A report of 20 cases. *Journal of Clinical Psychiatry, 55,* 242–248.

Miller, W.R., Andrews, N.R., Wilbourne, P., & Bennett, M.E. (1998). A wealth of alternatives: Effective treatments for alcohol problems. In W.R. Miller & N. Heather (Eds.), *Treating addictive behaviors: Processes of change* (2nd ed., New York: Plenum, pp. 203–216).

Miller, W.R., & Rollnick, S. (2002). *Motivational interviewing: Preparing people for change* (2nd ed.). New York: Guilford.

Patronek, G.J., Loar, L., & Nathanson, J. (Eds.) (2006). *Animal hoarding: structuring interdisciplinary responses to help people, animals and communities at risk.* Hoarding of Animals Research Consortium. www.tufts.edu/vet/cfa/hoarding

Rasmussen, S.A., & Eisen J.L. (1989). Clinical features and phenomenology of obsessive compulsive disorder. *Psychiatric Annals, 19,* 67–73.

Rasmussen, S.A., & Eisen J.L. (1992). The epidemiology and differential diagnosis of obsessive compulsive disorder. *Journal of Clinical Psychiatry, 53*(suppl.), 4–10.

Safren, S.A., Perlman, C.A., Sprich, S., & Otto, M.W. (2005). *Mastering your adult ADHD: A cognitive–behavioral treatment program.* New York: Oxford University Press.

Samuels, J., Bienvenu III, O.J., Riddle, M.A., Cullen, B.A.M., Grados, M.A., Liang, K.Y., Hoehn–Saric, R., & Nestadt, G. (2002). Hoarding in obsessive compulsive disorder: Results from a case–control study. *Behaviour Research and Therapy, 40*, 517–528.

Samuels, J.F., Bienvenu, O.J., Grados, M.A., Cullen, B., Riddle, M.A., Liang, K., Eaton, W.W., & Nestadt, G. (2008). Prevalence and correlates of hoarding behavior in a community-based sample. *Behaviour Research and Therapy, 46*, 836–844.

Saxena, S., Brody, A., Maidment, K., & Baxter, L. (March 2005). *Paroxetine treatment of compulsive hoarding.* Paper presented at the annual meeting of the Anxiety Disorders Association of America. Seattle, WA.

Saxena, S., Brody, A.L., Maidment, K.M., Smith, E.C., Zohrabi, N., Katz, E., Baker, S.K., & Baxter, L.R. (2004). Cerebral glucose metabolism in obsessive–compulsive hoarding. *American Journal of Psychiatry, 161*, 1038–1048.

Saxena, S., Maidment, K.M., Vapnik, T., Golden, G., Rishwain, T., Rosen, R., Tarlow, G., & Bystritsky, A. (2002). Obsessive–compulsive hoarding: Symptom severity and response to multimodal treatment. *Journal of Clinical Psychiatry, 63*, 21–27.

Schlosser, S., Black, D.W., Repertinger, S., & Freet, D. (1994). Compulsive buying: Demography, phenomenology, and comorbidity in 46 subjects. *General Hospital Psychiatry, 16*, 205–212.

Shafran, R., & Tallis, F. (1996). Obsessive–compulsive hoarding: A cognitive–behavioural approach. *Behavioral and Cognitive Psychotherapy, 24*, 209–221.

Sobin, C., Blundell, M.L., Weiller, F., Gavigan, C., Haiman, C., & Karayiorgou, M. (2000). Evidence of a schizotypy subtype in OCD. *Journal of Psychiatric Research, 34*, 15–24.

Steketee, G. & Frost, R.O. (2003). Compulsive hoarding: Current status of the research. *Clinical Psychology Review, 23*, 905–927.

Steketee, G., Frost, R.O., & Kim, H.-J. (2001). Hoarding by elderly people. *Health and Social Work, 26*, 176–184.

Steketee, G., Frost, R.O., & Kyrios, M. (2003). Beliefs about possessions among compulsive hoarders. *Cognitive Therapy & Research, 27*, 463–479.

Steketee, G., Frost, R.O., Tolin, D., & Brown, T.A. (November 2005). *Is compulsive hoarding a subtype of OCD?* Paper presented at the annual meeting of the Association for Behavioral and Cognitive Therapy. Washington, DC.

Steketee, G., Frost, R., Tolin, D.F., Rasmussen, J., & Brown, T.A. (2010). Waitlist-controlled trial of cognitive behavior therapy for hoarding disorder. *Depression and Anxiety, 27*, 476–484.

Steketee, G., Frost, R.O., Wincze, J., Greene, K., & Douglass, H. (2000). Group and individual treatment of compulsive hoarding: A pilot study. *Behavioural and Cognitive Psychotherapy, 28*, 259–268.

Summerfeldt, L.J., Richter, M.A., Antony, M.M., & Swinson, R.P. (1999). Symptom structure in obsessive–compulsive disorder: A confirmatory factor–analytic study. *Behaviour Research and Therapy, 37*, 297–311.

Thomas, N.D. (1997). Hoarding: Eccentricity or pathology: When to intervene? *Journal of Gerontological Social Work, 29*, 45–55.

Tolin, D., Frost, R.O., & Steketee, G. (2007). *Buried in treasures: Help for compulsive hoarding.* New York: Oxford.

Wells, A. (1997). *Cognitive therapy of anxiety disorders: A practical guide.* New York: Wiley.

Wilhelm, S., & Steketee, G. (2006). *Treating OCD with cognitive therapy.* Oakland, CA: New Harbinger.

Wincze, J.P., Steketee, G., & Frost, R.O. (2007). Categorization in compulsive hoarding. *Behaviour Research and Therapy, 45*, 63–72.

Winsberg, M.E., Cassic, K.S., & Korran, L.M. (1999). Hoarding in obsessive–compulsive disorder: A report of 20 cases. *Journal of Clinical Psychiatry, 60*, 591–597.

Zhang, H., Leckman, J.F., Pauls, D.L., Tsai, C.-P., Kidd, K.K., Rosario-Campos, M., & Tourette Syndrome Association International Consortium for Genetics. (2002). Genomewide scan of hoarding in sib pairs in which both sibs have Gilles de la Tourette syndrome. *American Journal of Human Genetics, 70*, 896–904.

推薦図書と関連資料

Selected Professional Readings on Compulsive Hoarding

Frost, R.O., & Steketee, G. (1999). Issues in the treatment of compulsive hoarding. *Cognitive and Behavioral Practice, 6,* 397–407.

Frost, R.O., Steketee, G., & Greene, K.A.I. (2003). Cognitive and behavioral treatment of compulsive hoarding. *Journal of Brief Treatment and Crisis Intervention, 25,* 323–337.

Frost, R.O., Steketee, G., & Grisham, J. (2004). Measurement of compulsive hoarding: Saving Inventory–Revised. *Behaviour Research and Therapy, 42,* 1163–1182.

Hoarding of Animals Research Consortium. (2002). Public health implications of animal hoarding. *Health and Social Work, 27,* 125–136.

Kim, H.-J., Steketee, G., & Frost, R.O. (2001). Hoarding by elderly people. *Health and Social Work, 26,* 176–184.

Steketee, G., & Frost, R.O. (2003). Compulsive hoarding: Current status of the research. *Clinical Psychology Review, 23,* 905–927.

Steketee, G., Frost, R.O., & Kyrios, M. (2003). Cognitive aspects of compulsive hoarding. *Cognitive Therapy and Research, 27,* 463–479.

Steketee, G., Frost, R.O., Wincze J., Greene, K.A.I., & Douglas, H. (2000). Group and individual treatment of compulsive hoarding: A pilot study. *Behavioral and Cognitive Psychotherapy, 28,* 259–268.

Therapist Guides for Problems Related to Hoarding

Kozak, M.J., & Foa, E.B. (1997). *Mastery of Obsessive–Compulsive Disorder.* San Antonio, TX: The Psychological Corp.

Safren, S.A., Perlman, C.A., Sprich, S., & Otto, M.W. (2005). *Mastering your adult ADHD: A cognitive–behavioral treatment program.* New York: Oxford University Press.
（坂野雄二監訳（2011）．大人のADHDの認知行動療法　セラピストガイド．日本評論社）

Self-Help Books on Organizing and Hoarding

Hemphill, B. (1992). *Taming the paper tiger: Organizing the paper in your life.* Washington, DC: The Kiplinger Washington Editors.

Kolberg, J., & Nadeau, K. (2002). *ADD—Friendly ways to organize your life.* New York: Routledge.

Neziroglu, F., Bubrick, J., & Yaryura–Tobias, J. (2004). *Overcoming compulsive hoarding.* Oakland, CA: New Harbinger.

Smallin, D. (2002) *Organizing plain and simple: A ready reference guide with hundreds of solutions to your everyday clutter challenges.* North Adams, MA: Storey Publishing.

Tolin, D., Frost, R.O., & Steketee, G. (2007). *Buried in treasures: Help for compulsive hoarding.* New York: Oxford University Press.

Waddill, K. (2001). *The organizing sourcebook: Nine strategies for simplifying your life.* New York: McGraw–Hill.

Report on Animal Hoarding

Patronek, G., Loar, L., & Nathanson, J. (Eds.). (2006). *Animal hoarding: Structuring interdisciplinary responses to help people, animals and communities at risk.* Hoarding of Animals Research Consortium. www.tufts.edu/vet/cfa/hoarding

Web Resources

Obsessive Compulsive Foundation, www.ocfoundation.org

Hoarding of Animals Research Consortium, www.tufts.edu/vet/cfa/hoarding

原著者紹介

Gail Steketee PhD

　ボストン大学社会福祉学部の教授で学部長を務める。Bryn Mawr 大学院大学社会福祉・社会学研究で修士号と博士号を取得した。強迫性障害と関連スペクトラム障害におけるさまざまな研究を行っている。アメリカ国立精神健康研究所（NIMH）から研究資金を得て，強迫的ホーディングにおける診断とパーソナリティ傾向および特定の認知面と行動面における査定の研究を行っている。加えて，強迫性障害に対する認知療法，身体醜形性障害の治療，強迫性障害と広場恐怖を伴うパニック障害における治療効果に影響をおよぼす家族要因研究にも研究費を獲得している。多頭飼育研究コンソーシアムのメンバーとして，動物のホーディングへの研究を行っている。共著者の Frost 博士と一緒に，強迫性障害の認知面での研究に焦点化した強迫性認知ワーキング・グループとして国際的な研究を行っている。強迫性障害と関連疾患に関し150以上の研究論文や書籍を執筆している。主要な書籍には，*When Once Is Not Enough*（1990），*Treatment for Obsessive-Compulsive Disorder*（1995），*Overcoming Obsessive-Compulsive Disorder: Theory, Assessment and Treatment*（2002），*Cognitive Therapy for Obsessive Compulsive Disorder*（2006）と *Buried in Treasures: A Self-Help Guide for Compulsive Hoarding*（2006），*Stuff: Compulsive Hoarding and the Meaning of Things*（2009）（春日井晶子訳，『ホーダー　捨てられない・片づけられない病』日経ナショナルジオグラフィック社　2012）が含まれる。

Randy O. Frost PhD

　1977年に，ワシントン大学医学部でポスト・ドクトラル・インターンシップを修了後，カンザス大学臨床心理学コースで博士号を取得し，現在スミス大学心理学部教授である。強迫性障害と強迫的ホーディングおよび完璧主義の病理と関連状態に関する100以上の研究論文や書籍を執筆している。Steketee 博士との共著には，*Cognitive Approaches to Obsessive and Compulsions: Theory Assessment, and Treatment*（2002）と *Buried in Treasures: A Self-Help Guide for Compulsive Hoarding*（2006）が含まれる。

　Frost 博士は強迫性障害財団のホームページのホーディング・サイトの共著者で，OCF科学諮問委員会の理事でもある。Steketee 博士とともに，強迫性障害の信念に関する研究を行う国際研究グループである強迫性障害認知ワーキング・グループのコーディネーターを担当している。多頭飼育研究コンソーシアムのメンバーとして，そしてニューヨーク州のニューヨーク郡，カナダのオタワ郡，マサチューセッチュ州のハンプシャーのハンプデン郡やフランクリン郡のさまざまなホーディングの特別専門委員会のコンサルタントも担当している。国内外でのホーディングに関する数多くの講義とワークショップを行っている。ホーディングに関する研究は，アメリカ国立精神健康研究所と強迫性障害財団からの科学研究費を得て行われている。

● 訳者紹介

五十嵐 透子（いがらし・とうこ）

現職：上越教育大学大学院 臨床心理学コース教授

精神力動的アプローチを主としながら，対象となる方に合わせてさまざまな理論と臨床実践を行う統合的サイコセラピーを行う。

主な著書・訳書：『強迫性障害からの脱出』（共訳，晶文社，2000），『リラクセーション法の理論と実際─ヘルスケア・ワーカーのための行動療法入門─』（医歯薬出版，2001），『自分を見つめるカウンセリング・マインド─ヘルスケア・ワークの基本と展開─』（医歯薬出版，2003），『ヘルスケア・ワーカーのためのこころのエネルギーを高める対人関係情動論─"わかる"から"できる"へ─』（医歯薬出版，2007）など。

ホーディングへの適切な理解と対応 認知行動療法的アプローチ
セラピストガイド

2013年7月31日　初版第1刷発行　　　　　　　　　　　　　〔検印省略〕

著　者	ゲイル・スティケティー
	ランディ・O・フロスト
訳　者	五十嵐透子
発行者	金子紀子
発行所	株式会社　金子書房
	〒112-0012　東京都文京区大塚3-3-7
	TEL03（3941）0111　FAX03（3941）0163
	URL http://www.kanekoshobo.co.jp
	振替 00180-9-103376
印刷	藤原印刷株式会社　製本　株式会社宮製本所

©KANEKO SHOBO　2013　Printed in Japan
ISBN978-4-7608-3915-5　C3011

──準拠版　クライエントのためのワークブック　同時刊行！──

● 『セラピストガイド』に準拠し，クライエント自身がセラピストの指導のもとに実施するワークブック

ホーディングへの適切な理解と対応　認知行動療法的アプローチ
クライエントのためのワークブック

ゲイル・スティケティー／ランディ・O・フロスト　著

五十嵐透子　訳

B5判 156頁　定価2,730円（税込）

ISBN978-4-7608-3916-2

● 目　次

①章　はじめに

②章　アセスメント

③章　あなたのホーディング・モデル（貯蔵・溜め込みモデル）を作成する

④章　あなたの治療計画を立てる

⑤章　問題解決と整理する

⑥章　仕分けを練習する

⑦章　あなたの信念を変える："溜め込み箱"からあなたの出口を考える

⑧章　モノの入手（収集）を減らす

⑨章　再発を防止する

付録　さまざまな用紙

金子書房　　（定価表示は2013年7月現在）